당신, 얼마나
잘 자고 있습니까?

당신, 얼마나 잘 자고 있습니까?

초판 1쇄 발행 · 2024년 1월 31일

지은이 신홍범
펴낸이 김동하

편집 최선경
펴낸곳 책들의정원
출판신고 2015년 1월 14일 제2016-000120호
주소 (10881) 경기도 파주시 산남로 5-86
문의 (070) 7853-8600
팩스 (02) 6020-8601
이메일 books-garden1@naver.com

ISBN 979-11-6416-193-5 (03510)

서울대 수면의학 박사 신홍범 원장이 알려주는 잠의 모든 것

당신, 얼마나 잘 자고 있습니까?

신홍범 지음

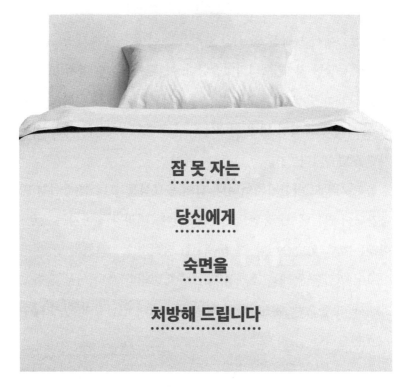

잠 못 자는

당신에게

숙면을

처방해 드립니다

책들의정원

우리의 인생을 지배하는 '잠'

의학 뉴스에서 사람은 몇 시간을 자는 것이 좋은가에 대한 질문이 단골로 등장한 지 꽤 오래되었습니다. 이제는 잠을 잘 자지 못할 때 어떤 질환이 발생할 수 있는지에 대해서도 뉴스에서 흔히 다루고 있죠. 특히 여름철이 되면 열대야로 인한 수면장애 이야기가 신문 지면을 덮습니다.

　출판 시장도 마찬가지입니다. 잠의 중요성을 다룬 책이 여러 권 출간되어 있는데 제 경우 지난 2008년에 《머리가 좋아지는 수면》이라는 책을 펴냈습니다. 그 책에서는 잠의 기능, 잘 자는 법, 여러 가지 수면질환에 대한 소개를 담았는데 그러다 보니 아주 흔하고 그래서 더 중요한 수면질환인 불면증에 대해서는 깊이 있게 다루지 못했습니다.

사실 불면증은 누구나 일생 중 한 번은 경험하는 흔한 질환입니다. 세 명 중 한 명은 불면증이 있다고 봐도 무방하죠. 그중 10% 정도의 환자는 만성 불면증으로 짧게는 수개월, 길게는 수십 년 동안 고통받고 있습니다. 그래서 불면증은 흔하지만 아주 중요하게 다뤄져야 할 수면질환입니다.

저는 지난 19년 동안 수천 명의 불면증 환자들을 만났습니다. 그런데 그들은 저를 만나기까지 수면제 외에 불면증에 대한 효과적인 치료 방법이 있다는 사실조차 알지 못하고 있었습니다. 그래서 수면제나 민간요법이 아닌, 과학적이고 의학적인 근거가 충분하면서도 효과적인 치료 방법을 소개해야겠다고 생각했습니다. 이 방법을 안다면 매일 수면제에 의존하면서 살지 않아도 되고 심한 불면증에서도 벗어날 수 있을 것입니다.

본격적인 이야기에 앞서 제가 만났던 불면증 환자들의 특징을 한번 살펴보겠습니다. 제가 파악한 바에 따르면 의외로 자신만 이러한 고통을 겪고 있는 줄 알고 있는 사람들이 적지 않았습니다. 그러나 세상에는 정말로 많은 불면증 환자가 있고 불면증이 생긴 원인이나 경과도 다양합니다. 그런데도 어떤 사람들은 자신만 특수하게 불면증을 앓고 있고, 극복하기도 어려운 것이라 받아들이고 있었습니다. 결론부터 말하면 이 책은 전혀 그렇지 않다는 것을 알려줄 것입니다.

불면증 치료는 불면증에 대한 정확한 이해에서부터 시작합니다. 사실 불면증은 상당 부분 심리적인 원인을 가지고 있으며 거기에 행동적인 원인도 더해집니다. 아는 사람보다 모르는 사람이 더 많겠지만 불면증에 잘 걸리는 개인적인 요인도 있습니다. 이러한 부분들에 대한 독자들의 이해를 돕기 위해 불면증이 어떻게 생기고 유지되는지에 대해 여러 의학자가 연구해 놓은 이론도 쉽게 풀어서 소개할 것입니다. 그런 과정을 거쳐 불면증을 이해하게 되면 자연히 불면증 극복의 길도 보일 것입니다.

사실 우리나라처럼 쉽게 수면제를 구할 수 있는 나라는 세계 어디에도 없습니다. 많은 불면증 환자들이 수면제를 복용하고 그로 인한 부작용을 경험하면서 '과연 이것이 제대로 된 치료일까' 고민하고 있습니다. 더 심각한 것은 수면제 외에도 알코올, 멜라토닌, 다양한 민간요법 등 효과도 검증되지 않은 치료에 매달리면서 건강을 해치고 치료 시기를 놓친다는 점입니다. 저는 그 허와 실에 대해서도 낱낱이 파헤치고자 합니다.

불면증으로 고통을 겪고 있는 환자들을 보면 불면증이 분명 건강에 좋지 않은데 얼마나 해가 될지는 구체적으로는 모르고 있었습니다. 불면증 환자들이 자신의 불면증을 고치기 위해서 적극적으로 노력하지 않는 이유가 바로 이것 때문인지도 모르겠습니다. 《당신, 얼마나 잘 자고 있습니까?》를 통해 불면증이 정신적, 신체적 건강과 삶 전반에 어느 정도의 영향을 미치는지 함께 알아보고 더 이상 잠이 두렵지 않은 밤을 보내게 되시길 바랍니다.

마지막으로, 이 책을 기획하고 편집을 도와 주신 출판사 책들의 정원 임직원께 감사드립니다. 옆에서 도와준 아내 혜진과 딸 아나에게도 지면을 빌어 고마움을 표합니다.

신홍범

2부 ▸ 숙면하고 싶은 당신을 위한 수면 혁명

부록 ▸ 수면 상식 Q & A

에필로그

1부

당신은 더
잘 자야 한다

▸▸ 이유 없이 피곤하다면
수면부터 의심하라

당신을 피로하게 만드는 '수면 부족'

집에 가자마자 잠부터 자야겠다는 생각이 들 만큼 피곤한 날이 있습니다. 하지만 집으로 돌아가는 내내 베개에 머리만 대면 곯아떨어질 것 같았는데 막상 잠자리에 드니 도통 잠이 오지 않았던 적도 있을 것입니다. 혹시 숙면에 방해가 될까 싶어 커튼도 치고 휴대폰 전원까지 꺼서 어두컴컴하고 조용한 분위기를 만들었는데 잠이 오지 않으면 내가 불면증인가 싶은 생각도 들게 됩니다.

몸은 피곤한데 잠이 오지 않는 이유는 몸이 긴장한 상태이기 때문입니다. 잠을 잘 자려면 신체적으로나 정신적으로나 이완된 상태여야 하는데 우리 몸은 스트레스를 받으면 경직되기 때문입니다. 그러면 아무리 피곤해도 잠들기가 쉽지 않습니다.

그럴 땐 신체적, 정신적 이완을 통해 스트레스를 풀어주는 것이 좋습니다. 아침저녁으로 가벼운 스트레칭을 해 굳어있는 근육을 풀어보세요. 정신적으로는 잠들기 전 자연의 소리나 마음이 편해지는 음악을 들으며 심호흡을 반복하고, 명상으로 잡다한 생각을 털어내 마음을 이완시키는 것이 좋습니다.

사실 대부분의 사람들에게 '피로=졸음'입니다. 피곤하면 졸음이 쏟아지고 그래서 잠을 자면 피로가 풀리는 것입니다. 그런데 피곤한데도 잠이 오지 않은 상태가 지속되어 수면 부족이 누적되면 짜증, 집중력 저하, 의욕 저하 등이 나타납니다. 이때 대부분 만성적인 피로감이 동반되고요.

대다수의 경우 낮 동안 적당한 신체 활동을 동반한 정신적인 피로가 쌓이면 잠이 잘 옵니다. 여기서 정신적인 피로란 심한 불안이나 긴장을 의미하는 것이 아닙니다. 예를 들어 낮에 수업을 듣고 도서관에서 새로운 지식을 공부한 경우, 또는 이전에 전혀 경험하지 못한 새로운 장면을 보고 새로운 이야기를 들은 경우처럼 우리 뇌가 잠을 자면서 정리해야 할 정보가 쌓이는 것이 바로 잠을 부르는 정신적 피로입니다.

반복되는 일, 대인관계의 스트레스, 어떤 일을 시간에 맞추어 처리하려고 노심초사하는 것과 같은 일을 겪으면 정신적인 긴장으로 인한 피로가 쌓입니다. 이때 뇌가 지속적으로 자극된 상태에서 퇴근하게 되면, 집에 돌아와 쉬려고 해도 뇌가 낮 동안 활동하던 수준에서 쉽게 안정화되지 않습니다.

불면증을 앓고 있는 경우 마치 스위치를 내리듯 정신 활동을 멈추기가 어렵습니다. 그리고 아무런 자극이 없는 상태를 견디지 못하기 때문에 퇴근 후 TV 뉴스나 스포츠 프로그램을 반복해서 봅니다. 정신적 자극에 대한 일종의 금단증상입니다. 이런 상태에서는 두뇌는 지쳤지만 불안과 긴장으로 잠이 오지 않습니다. 즉, 만성피로는 정신적 긴장 상태가 이완되지 못하고 유지될 때 몸이 보이는 반응입니다.

이때 술이나 수면제를 복용하고 잠을 청하는 사람도 있는데 술이나 수면제는 오히려 깊은 잠을 방해하고, 아침 기상 후 멍한 느낌과 피로감을 가중시킵니다. 단언하건대 술은 결코 불면증을 해결해 줄 수 없습니다. 오히려 스스로 수면 문제를 해결하려는 노력을 덜 하게 만들며 무엇보다 건강을 해칩니다.

술을 마시고 잠이 들면 얕은 잠을 자는 비율이 증가하는데 그럴 때 악몽을 꾸거나 심장박동이 빨라지면서 식은땀을 흘리기도 합니다. 특히 자고 난 후 두통과 위장장애로 고생할 수 있으며 간 기능을 떨어뜨려 만성피로로 이어질 수 있습니다. 즉, 정신적 긴장 외에 술에 의존하는 생활 습관이 만성피로를 유발하는 것입니다.

그렇다면 만성피로로 인한 불면증은 어떻게 극복해야 할까요? 정신적인 피로 때문에 잠을 못 자는 경우에는 신체적, 정신적 긴장을 줄이는 이완요법이 도움이 되며 절대 술에 의존해 불면증을 해결하려고 해서는 안 됩니다. 알코올은 가장 나쁜 수면제라는 것을 꼭 기억하시기 바랍니다.

현대인의 적정 수면 시간

바쁘게 살다 보면 무리를 해서라도 과로를 할 때가 있습니다. 중요한 시험을 앞두고 밤을 새워 공부하거나 직장에서 큰 프로젝트를 맡아 며칠 내내 야근하는 경우를 들 수 있죠. 평소보다 더 많은 시간을 들이고 공을 들여야 할 때 대부분의 사람들은 잠자는 시간부터 줄입니다. 수면 시간만큼 줄이기 쉬운 여유 시간도 없으니까요.

그런데 서슴없이 줄였던 그 수면 시간이 정말 여유 시간이었을까요? 흔히 "잠 좀 덜 자고 하면 되지"라는 말을 쉽게 하지만, 평소 수면 시간이 적정 수면 시간 이하였다면 그것은 여유 시간이 아닙니다. 적정 수면 시간은 깨어있는 동안 활동하기 위해 꼭 필요한 휴식 시간이기 때문입니다.

밤잠을 줄여가며 매달릴 만큼 중요한 일이라도 그 일을 잘 해내기 위해서는 적정 수면 시간을 꼭 지켜야 합니다. 그러지 않을 경우 수면 부족으로 인한 다양한 부작용을 경험할 수 있기 때문입니다. 그러면 원하던 것과는 반대의 결과가 나올 가능성이 높죠. 성과를 내기 위해 잠까지 줄였지만 수면 부족 때문에 일의 능률은 현저히 떨어질 수밖에 없으니까요.

그럼 우리는 최소한 몇 시간을 자야 할까요? 성인의 경우 일곱 시간 내외가 적정 수면 시간입니다. 적어도 그 시간 정도는 자줘야 우리 몸이 제대로 일을 할 수가 있습니다. 더 잘하고 싶은 욕심에 잠을 줄이면, 줄어든 시간만큼 집중력이 저하됩니다. 그러므로 잘 해내고 싶을수록 적정 수면 시간은 꼭 지켜야 합니다.

우리나라의 평균 수면 시간은 성인 적정 수면 시간인 일곱 시간보다 짧은 6.3시간이라고 합니다. 2023년 9월, 영국의 주력 일간지 〈이코노미스트〉는 싱가포르 국립대와 핀란드 연구원들이 35개국을 대상으로 평균 수면 시간을 산출한 결과를 토대로 우리나라의 평균 수면 시간을 6.3시간이라고 보도했습니다. 적정 수면 시간이 일곱 시간인데 평균 수면 시간이 이보다 짧다면 공부나 일을 하기 위해 줄인 수면 시간은 필수적으로 자야 하는 시간이었다는 뜻이 됩니다. 즉, 몸이 필요로 하는 휴식 시간을 줄여가며 몸을 혹사했는 뜻이 되죠.

싱가포르, 핀란드 연구원들이 발표한 데이터에서 우리가 특히 주목할 만한 점은 실험 대상이었던 35개국 중 우리나라가 34위로 평균 수면 시간이 6.1시간인 일본을 제외하고는 수면 시간이 가장 적은 나라였다는 점입니다.

연구진들은 이와 같은 현상이 일어나는 이유를 노동 시간에서 찾았습니다. 유럽에 비해 현재 우리나라의 주간 노동 시간은 아홉 시간에서 열 시간가량 더 깁니다. 즉, 휴식을 취하는 시간은 짧고 그에 비해 일하는 시간은 훨씬 더 길다 보니 피로도가 누적되어 있는 것입니다. 이것은 우리 사회 전체가 만성피로에 시달리고 있다는 것을 보여줍니다. 피로를 푸는 가장 효과적인 방법은 수면을 취하는 것인데 잠자는 시간은 짧고 일하는 시간은 훨씬 더 기니까요.

잠을 못 자면 어떻게 될까?

잠을 제대로 자지 못하면 머리가 굳으면서 학업이나 업무에 많은 지장을 초래합니다. 불면증을 비롯해 수면질환에 시달리는 분들이 가장 힘들어하는 것이 공부나 직장 생활에 지장을 받는 것입니다. 피로가 풀리지 않아 하루 종일 졸린 상태에서 생활하다 보면 일의 능률이 떨어지고 의욕까지 잃게 되며 주변 사람들과의 관계도 악화되기 쉽습니다. 심각하면 기억력까지 감퇴되어 생활에 불편함을 느끼기도 합니다. 이 단계까지 가게 되면 혼자 힘으로 불면증을 극복하는 것은 거의 불가능합니다. 하지만 전문가의 진단과 치료를 받으면 금방 호전될 수 있습니다.

실제로 기면증 때문에 업무 능률 하락, 집중력 저하 등의 문제를 겪던 분들이 치료 후 생활의 질이 한층 개선되었다며 만족감을 드러내고 있습니다. 심지어 평균적인 수면 시간보다 적게 수면을 취해도 피로가 덜 느껴진다는 분도 계십니다.

수면 질환이 유발하는 문제 중 가장 큰 비중을 차지하는 것은 피로감과 그로 인한 생활의 질 하락입니다. 수면 문제가 삶의 질과도 밀접하게 연관되어 있다는 것은 누구나 직관적으로 이해할 수 있을 것입니다. 사실 수면 문제를 해결할 수 있는 유일한 방법은 잠을 잘 자는 것입니다. 이를 위해서는 막연한 짐작이나 섣부른 자가 진단이 아닌 수면 전문가의 진단과 치료를 받아야 하며 적절한 치료를 받는다면 대부분의 수면 문제는 말끔히 해결할 수 있습니다.

불면증을 의지의 문제로 생각하는 경우가 의외로 많습니다. 수면클리닉에 내원하는 환자 중에도 의지가 부족해 잠을 잘 자지 못하는 거라고 생각하는 분들이 많은데요. 불면증이 없는 분들에게는 잠을 자는 것이 전혀 어려운 일이 아니지만 수면장애를 갖고 있는 분들에게는 잠을 잘 자는 것이 어려운 일일 수 있습니다. 하지만 어떤 수면 문제도 치료를 받으면 해결이 가능하며, 전문가의 진단이 필요한 만큼 의지 부족의 문제가 아니라는 것을 기억하시기 바랍니다.

▶▶ 잘 못 잔다고
다 불면증일까?

깊게 잠들지 못하는 나, 불면증일까?

만성 불면증만큼 심하지는 않더라도, 자고 일어나서 머리가 맑지
않거나 마치 꿈을 꾼 것처럼 어렴풋이 한밤의 기억이 남아있을 때
가 있습니다. 아주 현실적이고 유쾌한 내용도 아니라면 그것 역시
좋은 잠이라고 하기는 어렵습니다. 즉, 충분히 재충전이 되지 않은
잠도 '나쁜 잠'인 것입니다.

　우리가 스트레스를 받을 때 몸과 마음, 뇌의 활성화 상태는 긴장
과 각성을 유지합니다. 이때 밤에 잠을 잘 못 자는 불면 증상이 일
시적으로 나타날 수 있습니다. 다만 이런 스트레스 상황이 종료됐
을 때 부족한 잠을 보충하기 위해서 다시 잠을 잘 자는 상태로 돌

아간다면 이것은 일상적으로 겪는 스트레스로 인한 불면 증상이라고 볼 수 있습니다.

반면 임상적으로 불면증이라고 진단하기 위해서는 이런 불면 상태가 최소한 3개월 이상 지속되면서 일주일 중에 3일 이상은 잠을 못 자는 것 때문에 내가 불편함과 괴로움을 느껴야 합니다. 또한 일상생활 중 낮 동안 피곤함을 느끼면서 인지 기능이 떨어지는 등 이차적인 불편함도 초래되어야 합니다. 이때는 비로소 임상적인 불면증이라고 진단할 수 있습니다.

불면증의 대표적인 원인

불면증은 어느 한 가지 원인으로만 생기지 않으며 아주 다양하고 복합적인 원인들이 작용해 발생하게 됩니다. 만성 불면증의 원인은 대표적으로 세 가지 범주로 나누어서 살펴볼 수 있습니다. 첫 번째는 기저 요인이고 두 번째는 유발 요인, 그리고 마지막 세 번째는 지속 또는 유지 요인입니다.

순서대로 설명하면 기저 요인이라는 것은 한마디로 내가 원래부터 가지고 있는 요인들을 말합니다. 예컨대 선천적으로 굉장히 예민하고 민감하며 불안이 큰 성격을 가지고 있다거나 가족들 중 많은 이들이 불면증을 겪는 등 생물학적 유전적 인자를 가지고 있는 경우입니다.

두 번째는 유발 요인입니다. 이 요인이 더해지게 되면 '일시적으로' 불면증 상태를 경험할 수 있습니다. 이런 유발 요인들은 심각한 스트레스를 받을 때, 마음을 불안하게 하고 긴장하게 만드는 사건들을 만났을 때 등 환경적인 변화가 있을 때 나타납니다. 또한 신체적인 통증 등 잠을 못 자게 할 만한 일시적 요인들이 원래 가지고 있던 기저 요인에 더해질 경우 급격하게 불면증을 겪을 수 있습니다. 하지만 이런 불면증은 일시적인 경우가 많으며 만약 이것이 지속되면 그 상태를 유지시키는 '유지 요인'이라는 것이 생기게 됩니다.

유지 요인이란 잠에 대해 너무 지나치게 걱정하고 불안해하는 마음이나 다시 잠드는 것을 방해하는 나쁜 수면 습관과 행동을 꼽을 수 있습니다. 그리고 만성 불면증은 이 세 가지 요인들이 모두 더해졌을 때 일종의 악순환의 고리가 형성되면서 지속성을 가집니다.

따라서 이러한 악순환에서 벗어나기 위해서는 불면증을 지속시키는 요인들을 치료할 필요가 있으며 이 치료 방법에는 대표적으로 인지행동치료가 있습니다. 인지행동치료란 잠에 대한 생각을 바로잡는 인지치료와 수면에 방해되는 행동을 바로잡는 행동치료를 함께하는 치료 방법입니다. 만성 불면증인 경우는 일차적으로 약물치료가 권장되지 않으며 비(非)약물적인 치료의 하나인 인지행동치료가 가장 먼저 권장됩니다.

불면 해소, 마음먹기에 달렸다?

어느 날 여성 환자와 남편분이 진료실을 찾은 적이 있었습니다. 여성 환자분은 자신의 불면증이 얼마나 오래되었으며 어느 정도로 힘들고 괴로운지 상세하게 이야기하셨습니다. 보호자로 함께 오신 남편분은 조용히 옆에서 듣고 계시다 불쑥 이런 말씀을 하셨습니다.

"다 마음의 문제예요. 조금만 마음을 고쳐먹으면 잠자는 거 그거 아무것도 아닌 건데."

그러자 아내분은 자신의 고통을 이해해 주지 못하는 남편이 야속한 듯 이렇게 말씀하셨습니다.

"이 사람은 항상 이런 식으로 이야기해요. 내가 얼마나 힘든지도 모르고."

사실 진료실에서 이런 식의 대화를 심심치 않게 듣습니다. 그런데 정말 불면증은 마음의 문제일까요? 결론부터 말하자면 일정 부분은 마음의 문제이기도 하고 일정 부분은 그렇지 않습니다.

불면증 환자들은 잠을 잘 자지 못하는 상태에 대해 심적으로 힘들어하는 면이 분명히 있습니다. 즉, 자신의 상태를 걱정하는 것입니다. 많은 사람들이 알고 있듯 잠을 잘 못 자면 생활에 여러 가지어려움이 생깁니다. 깊게 잠을 못 자면 다음 날 정해진 시간에 일어나기 힘들고 억지로 일어난다고 하더라도 낮 동안 졸음 또는 피로감을 느낄 수 있습니다. 그러다 보면 중요한 일을 할 때 실수를 할수도 있습니다. 이 부분은 사람이라면 누구나 걱정할 수밖에 없을 것입니다.

그래서 다소 야속하게 느껴지더라도 옆에서 핀잔을 주는 남편분의 말씀을 따라야 할 필요성은 있습니다. 나는 잠을 잘 수 있다고스스로 다짐하고 마음을 비우면 불면증을 치료하기가 더 수월하니까요.

물론 마음을 고쳐먹는 것만으로 불면증을 완벽히 치료할 수는없습니다. 세계 여러 학자들이 연구한 결과를 보면 불면증 환자와 보통 사람은 생리적으로 구분되는 특성을 가지고 있습니다. 그중 뇌가 제대로 기능을 하고 있는지 실시간으로 알려주는 생리적 자료인 뇌파를 통해 불면증 환자와 일반인을 비교해 보았는데, 불면증 환자는 잠을 잘 때 그리고 낮에 깨어있을 때도 뇌에서 긴장할 때 만들어지는 뇌파가 더 많이 나오는 것으로 확인습니다. 그리고 그 비율도 불면증이 심한 정도와 비례했습니다.

긴장 뇌파가 많이 나온다는 것은 그만큼 뇌가 활동을 많이 한다는 뜻이며 이것은 뇌가 지치고 피로한 상태에 있다는 것을 의미합니다. 그런 상태로 오래 있다 보면 자연히 뇌의 기능도 떨어지고 기억력, 집중력도 저하됩니다. 불면증 때문에 잠이 부족하면 뇌 기능에 문제가 생긴다는 것을 뇌파를 통해서도 확인할 수 있는 것입니다.

이처럼 불면증을 앓고 있는 사람은 일반인과는 생리적으로 다른 특성을 가지기 때문에 마음을 고쳐먹는 것으로는 불면증을 완전히 극복할 수 없습니다. 그렇다면 불면증은 어떻게 고쳐야 할까요? 우선 생리적인 긴장을 낮추고 수면을 질을 떨어트리게 만드는 나쁜 수면 습관들을 고쳐나가야 합니다.

▶▶ 나쁜 줄 알면서도
포기 못 하는 스마트폰

만약 어떤 사람에게 심한 코골이나 수면무호흡증과 같은 수면 관련 호흡장애가 있다면 숙면을 취하는 데 자주 방해를 받을 것입니다. 또 자는 중에 쉴 새 없이 다리를 움직이는 주기성사지운동증이 있다면 이 역시 잠을 방해하여 깊은 잠을 자기 힘들 것입니다.

즉, 불면증은 앞에서 다룬 세 가지 요인 그리고 코골이나 수면무호흡증, 주기성사지운동증 등의 수면질환 때문에 생길 수도 있습니다. 그뿐만 아니라, 수면에 악영향을 끼치는 나쁜 습관들로도 불면증이 유발될 수 있습니다. 카페인, 알코올, 과식 등이 그것입니다. 이 습관들 의지만 있다면 바로 끊을 수 있기 때문에 숙면을 취하고 싶다면 악순환의 고리를 끊어야 합니다.

잠을 자는 중에도 우리의 뇌는 신체 여러 장기로부터 다양한 자극을 받아들이고 반응하고 있습니다. 이런 나쁜 습관들이 우리 뇌를 자극해 수면을 방해합니다. 그런데 자극을 받는 정도가 심해지면 양질의 잠을 잘 수가 없으며 우리가 하는 모든 나쁜 수면 습관은 이 자극을 주는 행동들이기 때문에 좋은 잠을 자려면 반드시 자극을 줄여주어야 합니다.

오늘부터 당장 고칠 수 있는 나쁜 수면 습관

○ 잠자리에서 휴대폰 보기

스마트폰이 보급된 이후 현대인의 일상은 많은 부분에서 변화했습니다. 그러다 보니 휴대폰 없이는 일상생활이 불가능할 정도로 의존도가 높아졌는데요. 일상 속에서 필수품처럼 사용한다고 하더라도 잠잘 때만큼은 휴대폰이 도움을 줄 수 있는 것이 없습니다. 오히려 휴대폰에서 나오는 블루라이트는 깊은 잠을 방해하고 피로감을 심화시킵니다. 블루라이트의 단점은 그 파장대가 우리 뇌에 전달되면 멜라토닌 분비를 가장 효과적으로 억제한다는 것입니다.

멜라토닌은 어둠의 호르몬이라 불릴 만큼 숙면을 유도하는 데 결정적인 역할을 하는 호르몬이고 우리가 잠을 자는 데 상당히 중

27

요한 역할을 합니다. 그런데 이것이 나오질 않으니 잠을 깊게 잘 수가 없어 여러 가지 수면 문제가 생기는 것입니다. 또한 블루라이트는 피부 노화를 촉진시킬 수 있으므로, 잠들기까지 다소 시간이 걸리더라도 휴대폰을 보는 것은 피하는 것이 좋습니다.

○ TV 켜놓고 잠들기

불면증 환자를 치료할 때 침실 환경이 어떤지 파악하는 것은 무척 중요합니다. 잠은 환경의 영향을 받기 때문입니다. 그래서 침실에 TV가 있는지 물어보고 TV를 보다가 잠이 드는 경우가 있는지도 물어봅니다. 불면증 환자가 아닌 분들 중에서도 TV를 보면 잠이 잘 온다고 생각하는 사람이 있습니다. 일정 부분 사실이긴 합니다. TV를 보다가 잠이 든 경험이 있는 불면증 환자는 아예 잠자리에 누워서 TV를 보다가 잠이 들면 좋겠다는 생각을 합니다. 그래서 침실에 TV를 들여놓기도 합니다. 만약 이런 방법으로 불면증이 해결된다면 우리나라에 불면증 환자는 거의 없을 것입니다.

실상은 TV를 켜두고 있어도 잠들지 못하는 불면증 환자가 더 많습니다. 더구나 침대에서 TV를 보면 우리 뇌는 침대를 잠자는 장소가 아닌 TV를 보면서 즐기는 장소라고 인식합니다. 그러다 보면 침대에 누워도 잠이 오지 않습니다. 습관처럼 TV 볼 생각만 하게 됩니다. 그리고 이것은 불면증이 더 악화되는 전형적인 과정 중 하나입니다.

불면증 환자들이 TV를 볼 때 잠이 온다고 느끼는 것은 TV를 시청하는 동안은 잠에 대한 걱정을 하지 않기 때문입니다. 이런 분들은 잠이 오는 것 같아서 자리에 눕지만 베개에 머리를 대는 순간 잠이 싹 달아나고, 그 순간부터 잠들지 못하는 것에 대해 본격적으로 걱정하기 시작합니다.

불면증이 생기는 원인은 일차적으로 우리 뇌가 잠이 오는 신호를 만들지 못하고, 주변 환경과 잠이 잘못 연결되어 있기 때문입니다. 따라서 침실에서 TV를 시청하다가 잠들겠다는 생각을 하고 있다면 당장 TV를 거실로 옮겨야 합니다. TV의 힘이 아니라 자신의 힘으로 잠을 자야 불면증을 극복할 수 있습니다.

○ 취침 전 격렬한 운동

몸이 피곤해야 잠을 잘 잔다는 인식 때문인지 불면증을 극복하기 위해 늦은 시간에 운동을 하는 분들이 계십니다. 하지만 취침 전 웨이트 같은 격렬한 운동은 몸의 근육을 긴장시키고 교감신경을 활성화시켜 숙면을 방해할 수 있습니다. 따라서 잠들기 서너 시간 전부터 과도한 운동은 피하는 것이 좋으며 그보다는 몸의 긴장을 풀어주며 근육을 이완시킬 수 있는 가벼운 스트레칭을 하는 것이 숙면에 좋습니다.

○ 과식

음식을 먹고 자리에 누우면 식곤증 때문에 잠이 잘 오는 것 같지만 저녁에 야식까지 먹어 과식을 하면 소화기관의 활동량이 늘어날 수밖에 없습니다. 그렇게 되면 지속적인 자극으로 잠들기 힘든 상태가 됩니다. 잠을 잘 자고 싶다면 저녁엔 과식을 피하고 잠들기 세 시간 전부터는 금식을 하는 것이 좋습니다.

○ 과도한 카페인 섭취

커피와 수면의 관계는 다들 잘 알고 계실 것 같습니다. '커피를 마시면 잠을 못 잔다.' '커피는 잠자는 데 방해가 된다.' 이런 말 많이 들어보셨을 텐데요. 실제로 카페인에는 수면을 방해하는 작용이 있어 늦은 시간에 커피, 녹차, 콜라 등 카페인이 함유된 음료를 섭취하면 체내에 남은 카페인이 수면 중 각성 뇌파를 활성화해 깊은 잠을 방해하고 깨기 쉬운 상태로 만듭니다. 이것은 과식만큼이나 숙면에 좋지 않으므로 점심 식사 이후나 늦은 오후엔 카페인 섭취를 피하는 편이 좋습니다.

그런데 사람에 따라 반응이 다르기도 합니다. 가령 "나는 밤 열 시에 커피를 마셔도 잠자는 데 아무 문제가 없어"라고 얘기하는 분도 있습니다. 정말 그럴까요? 실제로 그런 분들이 있기는 합니다. 반면 "나는 오후 두 시쯤에 커피 한 잔만 마셔도 밤에 뒤척이느라 잠을 못 자니 앞으로 커피나 카페인 음료는 절대 안 마실 거야"라고 하는 분들도 있습니다. 사람마다 차이가 있죠.

사실 카페인이라는 성분은 반감기가 있습니다. 네 시간에서 여섯 시간 정도 된다고 하는데요. 여기서 반감기라고 하는 것은 섭취 후 그 농도가 반으로 줄어드는 데 걸리는 시간입니다. 네 시간이 지나면 처음의 반이 되고요. 여덟 시간째가 되면 처음 농도의 4분의 1이 되는 건데, 남아있는 4분의 1도 여전히 잠을 방해할 정도의 수준이라면 뇌가 매우 예민하다는 뜻입니다.

그러면 열 시에 카페인을 섭취해도 문제가 없다는 사람은 도대체 어떤 사람일까요? 그것은 사람마다 카페인에 대한 내성에 차이가 있기 때문입니다. 카페인을 상시적으로, 그리고 많이 섭취하는 분들은 카페인에 대한 내성을 가지고 있습니다. 쉽게 얘기해서 커피 한 잔 마신 게 3분의 1잔, 4분의 1잔 마신 정도의 효과밖에 없는 거죠. 그러니까 카페인이 잠을 방해하는 효과가 미미한 것이고 그래서 밤 열 시에 커피를 마셔도 잠자는 데 이상이 없다고 하는 것입니다.

하지만 그런 분들의 경우에도 커피를 마시고 잠은 들지만 그 잠의 질, 수면의 구조를 보면 깊은 잠이 잘 나타나지 않습니다. 수면 뇌파 자체도 안 좋은 형태로 나타나는 것이 많고요. 그래서 '커피를 밤늦게 마시는 게 수면에 영향을 주는구나'라는 것을 실증적으로 우리가 알 수 있는 겁니다.

다만 저는 대개 아침에 커피 한 잔 정도는 괜찮다고 말씀드립니다. 아침 일찍 카페인을 섭취하면 낮 동안에 각성도가 좀 올라가기 때문에 활기차게 하루를 보내실 수 있고요. 그 결과 밤에 잠을 더 깊게 주무실 수 있습니다.

만약 늦은 시간 커피를 마셔서 밤새 잠이 안 올 때가 있다면 카페인을 배출시키기 위해 미지근한 물을 자주 마시거나 요가나 조깅 등 운동을 통해 신진대사를 촉진시켜 주는 것이 좋습니다. 신진대사가 활발해지면 체온이 올라가고 혈액순환이 빨라져 우리 몸이 보다 빠르게 카페인을 분해할 수 있기 때문입니다.

▸▸ 자려고만 하면
온갖 걱정이 떠오르는 사람들

불면증과 스트레스

만성피로가 만연한 사회다 보니 잠을 잘 못 잔다는 말을 일상에서 흔히 들을 수 있는데요. 불면증이 있다는 말을 들으면 어떤 사람들은 규칙적인 생활을 해야 한다고 말합니다. 생활이 불규칙하면 수면 패턴도 흐트러져 자야 할 시간에 잠을 자지 못하게 되기 때문입니다. 물론 일리 있는 말이긴 합니다.

하지만 규칙적이고 건강한 생활 습관을 가졌다고 무조건 잠을 잘 잘 수 있을까요? 수면클리닉에서 진료를 하다 보면 아주 이상적인 생활 습관을 가진 분들도 잠을 잘 이루지 못하는 것을 확인하게 됩니다. 예를 들어 의사들이 권하는 건강한 생활 방식을 잘 유지하

33

는 분들이 계신데 가령 주 3~4회씩 땀에 흠뻑 젖을 만큼 운동하기, 흡연은 하지 않고 음주는 한 달에 한두 번 맥주 한두 잔 정도 마시기, 꾸준히 산책하기 등 누가 봐도 나무랄 데 없는 생활 습관을 가진 분들도 불면 증상을 토로합니다. 심지어 숙면을 이루기 위해 방안의 온도, 습도까지 신경을 쓰는데 말이죠.

이렇게 건강하고 규칙적인 생활 습관을 가지고 있는데도 잠을 잘 이루지 못한다면 스트레스 때문일 가능성이 높습니다. 스트레스로 인한 수면 부족이 대표적인 불면 증상이기도 하고요. 게다가 제때 잠들지 못하니 잠자는 것 자체에 스트레스를 더 받게 되어 악순환이 생기기도 합니다.

수면클리닉에 내원하셨던 환자분 중 퇴근 후 집에 오면 바로 잠이 들었다가 새벽에 깨서 각성된 상태로 밤을 새우는데 이것이 스트레스 때문이냐고 물으신 분이 있었습니다. 이런 경우 가장 큰 원인은 수면 리듬이 앞당겨져 있기 때문인데요. 보통 50~60대 중년이 되어 수면 중추 세팅이 변하면 잠이 일찍 오게 됩니다. 물론 피곤해서 그런 경우도 있고요. 그러니까 수면 시간이 아주 길지는 않은 상태에서 일찍 잠을 자니 새벽에 깨게 되고 다시 잠들기 힘든 상태가 되는 것입니다.

이것이 스트레스 때문이냐고 물으셨는데 제때 잠들지 못하는 것은 상당 부분 정신적인 스트레스와 관련이 있습니다. 이 증상을 완화시키려면 우선 졸리더라도 저녁 시간에 잠을 자지 않고 버텨야 합니다. 가령 조명을 좀 밝게 한다든지 그때그때 적당한 수준의 활동을 해서 잠을 자지 않는 것이 필요합니다. 이런 노력을 했는데도 수면 문제가 해결되지 않는다면 그 자체가 또 다른 스트레스가 될 수 있습니다. 그러면 문제가 더 악화될 수 있으니 수면클리닉에 내원해 보다 전문적인 치료를 받을 필요가 있습니다.

불면증이 전적으로 마음의 문제인 것은 아니지만 정신적인 스트레스가 원인이 되는 경우가 많은 건 사실입니다. 가령 고민이 있거나 안 좋은 일이 있을 때는 잠을 자려고 해도 생각이 많아져 쉽게 잠들지 못하는 경우가 많은데, 이런 패턴이 오랫동안 계속되면 고민거리나 스트레스가 없어져도 여전히 잠이 오지 않는 상태가 지속될 수 있습니다. 따라서 정신적인 스트레스 때문에 잠이 오지 않는다면 적극적으로 해결할 방법을 찾아야 합니다.

살다 보면 고민거리나 걱정거리가 있어 늦게 잠을 자는 경우가 종종 생기게 됩니다. 그 때문에 수면제를 드시는 분들도 있고요. 이것 역시 전형적인 불면증 증상이며 동시에 스트레스로 인한 수면 문제에 해당됩니다. 이때는 무엇보다 스트레스를 줄이려는 노력이 필요하며 저녁 시간에 신체적, 정신적인 자극을 줄이려는 노력도 필요합니다. 특히 앞서 말한 것처럼 밤늦게 운동을 하는 것은 오히려 잠이 오는 것을 방해할 수 있으니 밤 운동은 가급적 피하시는게 좋습니다.

자려고 누웠을 때 잠이 오지 않는다면 스마트폰을 들여다보는 대신 누워서 주말 약속을 떠올리거나 버킷 리스트를 계획하는 등 기분이 좋아지는 생각을 할 것을 추천합니다. 잠들지 못할 것 같은 불안감, 내일 마주해야 하는 일에 대한 걱정처럼 부정적인 감정에 사로잡히면 불면 증상은 더 심해집니다. 반면 긍정적인 생각은 긴장과 불안을 해소하므로 불면증 완화에 큰 도움이 됩니다.

불면증과 관련된 생각 교정하기

불면증은 결국 생각의 문제입니다. 컵에 물이 반밖에 안 남았다고 생각하느냐 혹은 반이나 남아있다고 생각하느냐의 차이라고 보면 됩니다. 잠을 잘 자기 위해서, 불면증에서 탈출하기 위해서 우리는 무엇보다 잠을 방해하는 행동들을 고쳐야 합니다. 그리고 또 고쳐야 할 것이 있는데 잘 자는 것을 방해하는 비합리적이고 잘못된 생각, 다시 말해 '인지'를 교정하는 것이 필요합니다.

불면증으로 고생하는 사람들을 살펴보면 꼼꼼하고 완벽을 추구하는 성격을 가지고 있는 분들이 많습니다. 또한 불안 수준이 높은 것이 특징입니다. 그런데 이런 특성은 불면증 환자가 가지고 있는 잘못된 생각들과 관련이 깊습니다.

'나는 오늘 밤에 절대로 잠들지 못할 거야.'

불면증 환자들은 은연중에 이런 생각을 하고 있습니다. 문제는 이런 생각에 확실한 근거가 없다는 것입니다. 그저 '며칠 혹은 몇 년 동안이나 불면증으로 고생하고 있고 어제도 제대로 못 잤으니 오늘도 못 잘 거야'라는 식으로 생각합니다. 그런데 이런 생각을 하는 것이 정말로 '잠을 오지 않게' 만든다는 것에 유념해야 합니다. 아무 근거 없이 최악의 상황을 생각하는 것은 불면증 환자가 가지는 비합리적인 생각 특성 중 하나입니다.

잠을 아주 잘 자는 사람도 어떤 날은 아무 이유 없이 잠을 못 잘 수 있습니다. 역으로 심한 불면증 환자도 어느 날은 아주 잠을 잘 잘 수 있습니다. 처음부터 나는 잠을 절대 못 잘 거라고 생각하는 것은 잠자는 데 아무런 도움이 되지 않습니다. 이런 방법이 정말 효과가 있을까 싶은 분들도 있겠지만 나도 잘 잘 수 있다는 마음을 먹는 것은 불면증을 극복하는 데 큰 도움이 될 것입니다.

수면제를 복용하는 불면증 환자들은 잠이 오지 않을 때, 약을 먹을지 말지 고민하다가 '약을 먹지 않고는 잠들지 못할 거야'라는 생각에 결국 약을 먹고 잠을 잡니다. 그러면서 스스로 '나는 약에 중독되었다'고 생각하는데 여기서 한 가지 짚고 넘어갈 것이 있습니다. 사실 '중독'이라는 표현보다 '의존'이라는 말이 더 맞습니다. 하지만 상당수의 불면증 환자들은 중독되었다고 표현합니다.

이렇게 중독되었다고 생각하는 환자들은 자신이 결코 수면제를 끊지 못할 것이고 그래서 약을 먹어야만 잠을 잘 수 있을 거라고 생각합니다. 그리고 안타깝게도 그런 방식으로 스스로를 수면제 없이는 못 자는 사람으로 만들어 버립니다. 아이러니한 건 실제로 수면제가 잠을 오게 하는 힘은 그렇게 크지 않다는 점입니다. 그저 약을 먹었다는 느낌만으로 안도감이 들고 그래서 잠이 오는 경우가 더 많습니다.

통상적으로 불면증 환자들은 걱정이 많습니다. 자려고 누웠는데 잠이 오지 않으면 일상생활에서 겪었던 다양한 일들 중에서 특히 나빴던 일을 생각합니다. 그러다가 '점점 이렇게 잠을 못 자면 어떻게 될까'라는 생각을 하기 시작합니다. 그러면서 불면증이 가지고 올 최악의 상황을 상상합니다.

'이렇게 잠을 못 자면 내일 출근길에 쓰러질지도 몰라' 혹은 '내일 상사 앞에서 발표하다가 실수를 해서 회사에서 해고당할지 몰라'라는 생각까지도 합니다. 물론 그런 일이 실제로 일어날 수는 있습니다. 그러나 확률은 매우 낮습니다.

'열한 시인데 잠이 오지 않네. 오늘도 수면제 없이 잠들긴 틀렸어.'

특별히 의도하는 건 아닌데 매사에 부정적인 사람들이 있습니다. 가령 우리나라와 외국 팀의 축구 경기를 볼 때 조금이라도 우리나라 선수들이 실수를 하거나 기회를 놓치면 '저렇게 해서는 틀렸어. 지고 말 거야'라고 미리 초를 치는 사람들이 있습니다. 이런 사람들은 지금까지 경기를 지켜본바, 우리나라 선수들이 플레이를 잘 못하고 있다고 느꼈고 그로 인해 긴장, 불안 그리고 스트레스 지수가 높아진 상태입니다. 그러면 절대다수의 사람들은 거의 반사적으로 부정적인 생각을 떠올립니다. 이런 사람들은 어쩌면 미리 나쁜 경우를 생각해 놓으면, 좋은 경우를 생각했다가 실망하는 고통을 피할 수 있을 것이라 믿는지도 모릅니다.

그런데 잠에 대해서도 같은 생각을 하는 사람들이 많습니다. 사실 날마다 항상 같은 시각에 잠이 올 수는 없습니다. 잠이 오는 것은 여러 가지 요인의 영향을 받습니다. 그런데 조금이라도 잠이 오지 않을 것 같으면 부정적인 생각을 먼저 떠올리는 것입니다. 사실 이런 생각이 더 잠이 오지 않게 만듭니다. 걱정이 현실화되었기 때문입니다. 더 큰 문제는 이런 부정적인 생각을 미리 해버리고 나면, 그다음에 상황을 호전시키기 위해 할 수 있는 노력도 포기하게 된다는 것입니다. 이미 게임에서 졌다고 결론을 내리고 시작하는데 그 싸움에서 이길 수 있을까요? 그런 생각이 들면, 바로 그 자리에서 생각을 멈추어야 합니다.

"나는 자려고 누우면, 밀려오는 생각을 멈출 수 없어요."

불면증 환자 중에, 자려고 누우면 머릿속이 더 복잡해져서 잠을 잘 수 없다고 하는 사람들이 많습니다. 불을 끄고 누워서 눈을 감으면 그때부터 생각이 더 많아진다는 것입니다. 사실 그것은 외적인 자극이 없어지면서, 우리 스스로 머릿속에 자극을 만들어 내고 있는 건지도 모릅니다. 그럴 때는 긍정적인 생각을 하는 것이 좋습니다. 대개 자려고 누웠을 때 머릿속에 떠오르는 것은 좋지 않은 생각이나 기억입니다. 불안 수준이 높고 긴장을 잘하는 불면증 환자의 심리 특성상 당연한 것일지도 모릅니다. 하지만 그럴 때일수록 좋은 생각, 장면, 기억 등을 떠올리려고 노력할 필요가 있습니다.

사람의 행동을 결정하는 것은 결국 생각입니다. 수면의 질이 근본적으로 좋아지기 위해서는 생각이 바뀌어야 합니다. 불면증 환자들은 앞에서 열거한 생각들을 거의 자동적으로 합니다. 그런데 이런 생각들은 너무 극단적이며 근거가 없고 잠에는 전혀 도움이 되지 않습니다. 불면증에 시달리고 있다면 스스로에게 이런 사고방식이 없는지 되돌아보시기 바랍니다. 그리고 논리적으로 생각해서 잠에 하등 도움이 되지 않는 생각으로부터 벗어나도록 모든 노력을 다해야 할 것입니다.

스트레스 조절하는 법 배우기

스트레스를 줄이거나 조절하면 수면의 질이 좋아집니다. 그런데 만성 불면증 환자 중에는 자신에게 스트레스가 전혀 없다고 이야기하는 분들도 있습니다. 다만 '과거에는 큰일이 있었고 그 일로 고민하며 괴로운 나날을 보내다가 불면증이 생겼지만 지금은 그 일도 잊었고 정신적 고통도 없는데 이상하게 잠을 못 잔다'라고 이야기를 합니다. 이것은 환자 스스로 한 말이기 때문에 상당 부분 진실일 것입니다.

원인이 분명하고 강도가 센 스트레스를 겪고 있지 않은 불면증 환자도 분명 있습니다. 그런데, 살아있는 사람 중에 스트레스를 겪지 않는 사람은 없습니다. 단, 지금 현재 그 사람에게 스트레스가 심각하게 와닿지 않고 있을 뿐입니다. 그리고 좋은 잠을 자기 위해서는 스트레스를 줄여주어야 합니다. 이에 스트레스에 대처하는 몇 가지 방법을 소개하려고 합니다.

○ 운동은 가장 건전한 스트레스 조절법

적당한 운동이 모든 면에서 좋다는 것은 누구나 다 알고 있습니다. 운동은 정신과 신체의 긴장을 줄여주며 잠들기 좋은 상태로 만들어 줍니다. 또한 규칙적인 운동은 체력을 길러주고 체중을 줄여주는 효과가 있습니다. 이것은 고혈압, 심장병, 뇌졸중과 같은 심각한 질환을 예방해 줍니다.

그뿐만이 아닙니다. 체력이 좋아지면 피로감을 덜 느끼고 모든 면에서 적극적이게 됩니다. 정서적으로 안정이 되면서 대인관계도 좋아지고 그 결과 정신적인 스트레스도 줄어듭니다.

문제는 운동은 시작하기는 쉽지만 지속하기는 힘들다는 점입니다. 그래서 지속적으로 운동할 수 있는 틀을 만들어야 합니다. 평소 관심을 가졌던 운동이 있다면 정식으로 배우는 것도 좋습니다. 정식으로 운동을 배우면 운동이 코치 혹은 다른 사람과의 약속이 되므로 임의로 그만두기도 힘들어집니다. 그러면서 운동하는 것에 익숙해지면 흥미도 생기고 같이 즐기는 동호인도 생기면서 지속적으로 운동할 수 있는 동력을 얻을 수 있습니다.

○ 즐거운 활동 찾아서 하기

관심을 가지고 찾아보면 누구나 즐거움을 느끼는 활동이 있습니다. 긴장하지 않고 편안함을 느끼면서 하는 일을 찾으면 불면증 치료에 매우 효과적으로 활용할 수 있습니다. 그 활동을 하면서 사람들과 유대감을 쌓고 웃는 시간이 늘어난다면 스트레스는 자연히 줄어들 것입니다. 여러 연구를 통해 입증된 바에 따르면 자신이 좋아하는 취미 활동을 하면 스트레스 호르몬 수치가 줄어들고 혈압이 안정되며 면역 기능도 좋아집니다. 이것은 수면의 질을 높이는데 매우 중요한 전제 조건입니다. 잠 역시 생활의 일부입니다. 생활이 즐겁고 행복해야 좋은 잠을 잘 수 있습니다.

○ 당신이 먹는 것이 바로 당신이다

잠은 여러 가지 요인에 의해서 결정됩니다. 먹고 마시는 것이 잠에 미치는 영향은 무척 큽니다. 극단적인 예로 밤늦게 진한 커피를 마시는 습관을 가지고 있으면서 불면증을 호소하는 사람이 있다면 어떤 말을 해줘야 할까요?

사실 많은 분들이 잠을 잘 오게 하는 음식에 관심을 갖습니다. 그래서 대추, 양파 혹은 양파즙, 상추 등 잠이 오는 성분을 함유한 음식을 일부러 찾아서 먹기도 합니다. 그러나 그런 음식에서 얻을 수 있는 수면 유도 효과는 미미합니다. 스스로 잠을 자기보다 무언가를 먹어서 잠을 잔다는 측면에서 보면 수면제를 먹는 것과 무엇이 다를까요?

그보다는 균형 잡히고 규칙적인 식생활을 통해 신체적, 정신적 건강을 도모하고 생활의 질 자체를 높이는 것이 더 중요합니다. 설탕이 많이 들어간 음료, 튀긴 음식, 가공된 식품은 칼로리가 높아서 비만을 유발하며 뇌를 지나치게 자극합니다. 만약 이런 음식을 먹는 것으로 스트레스를 푼다면 더욱 좋지 않습니다.

건강한 식생활의 첫 번째 조건은 규칙적인 식사를 하되 특히 아침 식사를 꼭 하는 것입니다. 아침 식사는 몸과 정신을 깨우는 역할을 합니다. 그리고 하루를 활기차게 보내는 데 필요한 영양분을 제공합니다. 반면 저녁 늦게 간식을 먹는 것은 자제해야 합니다. 정말 배가 너무 고파서 잠이 오지 않는다면 간단하게 시장기를 달랠 정도로는 먹어도 됩니다. 하지만 늦은 시간에 술과 함께 간식을 먹는다면 소화기관이 쉴 수 없을뿐더러 뇌도 자극되어 쉽게 잠들기 힘들게 됩니다.

잠자는 시간은 우리에게 주어진 하루 24시간 중 일부에 해당합니다. 하지만 낮 시간이 긴장과 불안으로 가득 차있다면 밤에 좋은 잠을 기대하기는 힘듭니다. 따라서 지금 나에게 스트레스를 주는 것은 무엇이고 문제를 해결하기 위해서는 어떤 노력을 해야 할지, 또 지금 내가 무심코 하던 일 중에 스트레스를 늘리고 있는 일은 무엇인지 면밀하게 살펴보시기 바랍니다. 그런 과정을 통해 생활의 질이 높아지면 수면의 질 역시 자연스럽게 향상될 것입니다.

▶▶ 오늘도
악몽을 꾸셨나요?

잠에 대한 잘못된 인식

일반적으로 사람들은 불면증이 생기는 이유를 정확히 알지 못합니다. 물론 불면증이 생기는 이유는 어느 한 가지로 단정 지을 수 없고 특히 의학적인 진단은 전문가의 몫이기 때문에 일반인이 정확한 이유를 알기는 어렵습니다. 다만, 여기서 밝히고 싶은 점은 잠에 대한 잘못된 인식들이 너무나 광범위하게 퍼져있다는 점입니다.

수면클리닉에 환자분들이 내원하면 그동안 잠을 자기 위해 들인 수고를 많이 이야기하십니다. 잠들기 전 스마트폰을 보는 것이 불면증을 유발할 수 있다는 이야기를 듣고 휴대폰 보는 습관도 고쳐보고 운동을 하면 숙면에 도움이 된다고 해서 운동도 해보았지만 소용이 없었다는 이야기입니다. 이도 저도 안 돼 미세한 불빛이라도 막아보려 수면안대도 써보았지만 쉽게 개선되지 않았다는 분들도 많습니다. 물론 이분들의 노력이 불면증 개선에 전혀 도움이 되지 않는 것은 아닙니다.

하지만 그런 노력을 기울여도 해결되지 않는 불면증이 많고 그중 대다수는 앞서 말한 것처럼 심리적, 생리적인 문제가 원인입니다. 예를 들어 생리적 불면증은 몸이 긴장을 풀지 않고 있기 때문에 생기는 불면증입니다. 비유를 하자면 생명의 위협을 느끼고 있는 상태에서 쉽게 잠들 수 없는 것과 같습니다. 즉 정신적, 심리적으로 편안하고 안정되어야 쉽게 잠들 수 있는데 그것이 되지 않고 있는 상태인 것입니다.

그렇다면 왜 몸이 긴장을 풀지 않고 있는 걸까요? 다양한 이유가 있겠으나 보통은 고민이나 걱정거리가 있을 때 그러한 증상이 나타납니다. 예를 들어 다가올 일에 대해 걱정하고 있을 때 쉽게 잠들기 어려운 사람들이 있습니다. 심할 경우 현실적으로 문제가 해결되어야 좋아지는 경우도 있습니다.

그런데 이미 문제가 해결되었는데 여전히 잠을 잘 이루지 못하고 있다면 어떨까요? 사실 이 경우가 가장 심각하게 불면증을 앓고

47

있는 상태입니다. 문제는 이런 분들이 시중에 판매되는 홍보성 제품, 인터넷에 범람하는 근거 없는 정보들에 의존해 불면증을 심화시키는 행동을 반복하고 있다는 점입니다. 이것은 잠에 대한 잘못된 인식이 자고 싶어도 잘 수 없는 상태를 만들고 있다는 것을 의미합니다.

의학적으로는 이것을 일차성 불면증이라고 합니다. 과거 스트레스나 어떤 원인 때문에 수면 리듬이 깨지고 잠에 대한 잘못된 인식을 가진 상태에서 수면에 도움이 되지 않는 행동을 하는 전형적인 불면증 증상입니다.

이 문제를 해결하려면 수면 문제에 대한 과학적이고 근본적인 대책을 세우는 것이 중요합니다. 또한 잠에 대해 가지고 있는 잘못된 생각, 행동 등을 찾아내고 그것을 교정하는 것이 선행되어야 합니다. 그것이 바로 불면증 인지행동치료입니다.

인지행동치료는 환자가 자신의 생활환경, 즉 실생활에서 불면 증상을 조절해 나가는 방법을 배우는 것을 목표로 생활 습관 중 잠과 관련되어 잘못된 부분을 찾고 그것을 고쳐나가는 방식입니다. 불면증에 좋다는 여러 식품, 기기 등에 대한 정보를 인터넷에서 찾는 것에 익숙한 분들은 인지행동치료 자체를 생소하게 느낄 수도 있을 것입니다. 하지만 앞에서 언급한 식품, 기기 등을 활용한 방법이 의학적으로 효과가 입증되는 일은 매우 드뭅니다. 특히 비약물적인 불면증 치료 방법 중 불면증 치료에 대한 효과를 제대로 인정받은 방법은 불면증 인지행동치료가 유일합니다. 따라서 아무런 부작용이나 후유증 없이 불면증을 극복하고 싶다면 인지행동치료를 통해 수면을 방해하는 행동을 고치는 과정을 반드시 거쳐야 합니다.

악몽을 꾸는 이유는 따로 있다

'꿈은 무의식의 반영'이라는 말을 들어본 적 있으실 겁니다. 저명한 심리학자였던 프로이트는 '무의식이 고통스럽거나 받아들이기 어려운 생각과 감정들을 해결하기 위해 나타나는 것'이 꿈이라고 여겼는데요. 그러다 보니 편안하게 일상생활을 하고 있는데도 이른바 꿈자리가 사나워 잠을 설치게 되면 악몽을 꾸는 이유가 궁금해지기도 합니다. 그런데 꿈을 꾸는 이유도 이유지만 그보다 앞서 알아두어야 할 것이 있습니다. 수면의학의 관점에서 보면 꿈을 꾼다는 것은 그만큼 수면이 불안정하다는 것을 의미하기 때문입니다.

우리가 잠을 잘 때 꿈을 꾸는 시간은 전체 수면 시간 중 대략 4분의 1에 해당합니다. 꿈은 누구나 꾸지만 기억을 하지 못하면 꾸지 않은 걸로 생각하는 것이 보통인데요. 반면 많이 기억하면 '나는 꿈을 자주 꾸는 편이다' 정도로 생각합니다. 하지만 꿈을 꾸고 내용을 잘 기억한다는 것은 그만큼 수면이 안정되지 못했다는 것을 의미합니다. 물론 꿈의 내용이 너무나 인상 깊으면 기억을 잘할 수도 있습니다. 하지만 대다수의 경우 잠의 깊이가 얕고 숙면을 방해하는 요인들이 있을 때 꿈을 더 잘 기억하게 됩니다. 즉, 악몽을 꾸고 그것을 기억하는 이유는 안정된 상태에서 수면을 취하지 못했기 때문입니다.

큰 스트레스를 받고 있을 때 좀처럼 잠을 이루지 못하는 것은 흔한 일입니다. 생각이 많으면 그만큼 뇌도 각성 상태에 있게 되므로 잠을 잘 못 자는 것은 이상한 것이 아닙니다. 하지만 장기간 충분히 이완되지 못한 뇌가 불면증을 유발해 그것이 악몽으로 나타나기도 합니다. 따라서 악몽 역시 수면 질환의 증상입니다.

만약 이런 상태가 한 달 이상 지속된다면 수면클리닉에 내원해 수면 상태를 알아보는 검사를 한 뒤 정확한 원인을 진단해 적합한 치료 계획을 세우는 것이 필요합니다. 악몽을 꾼다는 것은 기본적으로 잠이 불안정하다는 뜻입니다. 또한 혈당이 너무 낮은 상태로 잠을 잘 때도 나타날 수 있는 증상이므로 내과적인 질환을 고려한 종합적인 진료가 필요할 수도 있습니다.

사실 이 모든 문제를 가장 효과적으로 해결할 수 있는 치료 방법은 인지행동치료입니다. 불면증이 일어나는 원인은 매우 다양하기 때문에 정확한 원인을 고려하지 않은 치료 방법은 근본적인 효과를 내기 어렵습니다. 악몽의 경우 극심한 스트레스, 저혈당 등이 원인이 되어 나타나는 수면질환인데 이와는 무관하게 수면무호흡증으로 인해 악몽을 꿀 때도 있습니다.

사람은 나이가 들면서 기도를 유지하는 조직에 힘이 빠집니다. 특히 잠을 잘 때 그 정도가 심해지면서 숨이 막힙니다. 그러면 자연히 잠이 얕아지고 불안정해지며 수면 중 제대로 호흡을 하지 못하는 불쾌한 느낌이 꿈으로 이어져 악몽으로 나타날 수 있습니다. 이럴 때 치료 방법은 인지행동치료와 함께 수면무호흡증에 대한 치료로 양압기를 활용하면 매우 효과적입니다.

불면증을 야기하는 생리적인 원인들

불면증이 생기는 원인에 대해 이야기하다 보면 자연스럽게 불면증 환자의 특성을 다룰 수밖에 없습니다. 불면증은 개인의 생리적, 심리적, 환경적 특성의 영향을 많이 받는데 이 중 생리적인 특성이 불면증에 어떻게 영향을 미치는지, 그리고 어떻게 대처해야 하는지 잘 모르는 분들이 많습니다. 이에 불면증에 영향을 미치는 주요 생리현상을 중심으로 대처 방안을 알아보도록 하겠습니다.

○ 코골이

수면 중 코를 고는 것은 그 자체로는 심각한 증상은 아닙니다. 의학적으로도 코골이는 병으로 분류되지 않습니다. 하지만 깊은 잠을 못 주무시는 분들 중에는 어렵게 잠이 들어도 코를 골다 내 코골이에 놀라 잠에서 깬다는 고충을 토로하는 분들이 계십니다. 그렇게 깨면 다시 잠드는 것도 힘들어하시고요.

이것은 코골이 자체의 문제라기보다는 약 75%의 확률로 코골이에 동반되는 수면무호흡증의 영향일 가능성이 높습니다. 수면무호흡증은 수면 부족으로 인한 졸음, 학습능력 저하, 고혈압, 당뇨, 심장질환, 뇌졸중, 돌연사 등 심각한 부작용을 가져오므로 병으로 분류되며 반드시 치료해야 합니다. 즉, 코골이에 수면무호흡증이 동반되어 있다면 아무리 자고 싶어도 깊은 잠을 자기가 어려우므로 가볍게 생각하지 말고 전문적인 치료를 받아야 합니다.

수면클리닉에서 경찰관, 소방관 분들을 진료하게되는 경우가 있습니다. 상황이 생기면 바로 출동을 해야 하는 직업 특성상 수면 시간을 정해놓고 지키기가 쉽지 않기 때문에 수면의 질이 특히 더 중요한 직업군입니다. 그중 코골이 때문에 고민인 40대 소방관이 내원한 적이 있는데 야간에 동료들과 같이 수면을 취해야 하는 직업 특성상 코골이 문제로 고민이 많았습니다. 집에서 아내와 같이 잠을 자는 것도 쉽지 않았고요.

검사 결과 수면무호흡증이 동반된 것으로 나왔고 이에 대한 치료로 양압기 처방을 내렸는데 사용하고 나서부터 코골이가 거의 없어졌고 집에서도 아내와 같이 편하게 수면을 취할 수 있어 너무 행복하다는 말씀을 남겨주셨습니다. 특히 양압기 사용 후, 아침에 일어났을 때 멍한 증세가 없어지고 피로감도 줄었다고 하셨습니다. 코골이의 경우 양압기를 사용하면 수면의 질이 현저히 높아지기 때문에 만족도가 매우 높습니다.

장기간 지속된 수면장애로 불면증이 만성화되어 있다고 하더라도 치료를 받으면 건강하고 활기찬 일상을 되찾을 수 있습니다. 더욱이 오랜 기간 수면장애에 시달렸던 분일수록 치료 후 만족감이 더 높습니다. 우리가 생각하는 것보다 잠을 잘 잤을 때와 푹 자지 못했을 때의 격차는 훨씬 크기 때문에 수면 문제로 불편한 부분이 있다면 전문가의료진의 치료를 받는 것이 중요합니다.

○ 식은땀

수면 중 사람이 땀을 흘리는 이유는 다양합니다. 보통은 긴장 상태에서 스트레스를 받고 있거나 심한 악몽을 꾸거나 갑상선 질환이 있을 때 식은땀이 날 수 있습니다. 여기에 수면무호흡증이 있다면 증상은 더 심해질 수 있는데요, 수면무호흡증이 있으면, 나는 인지하지 못하더라도 수면 상태에 있을 때 10~30초, 극단적으로는 60초 이상 숨을 쉬지 못할 수 있습니다. 그러면 체내의 산소가 떨어지게 되고 자연히 심장에도 무리가 갑니다. 심장이 빨리 뛰면 교감신경계 역시 항진되면서 얼마든지 식은땀이 날 수 있고요. 이런 경우 수면무호흡증을 치료하면 증상을 없앨 수 있습니다. 하지만 수면무호흡증이 아닌데도 수면 중 식은땀이 난다면 별도의 진료와 의학적인 검사를 받아보는 것이 좋습니다.

○ 하지 근육 경련과 하지불안증후군

잠을 자다가 다리에 쥐가 나는 것을 의학용어로 하지 근육 경련이라고 합니다. 다리에 쥐가 나는 가장 흔한 이유는 근육의 긴장 때문입니다. 근육에 힘이 잔뜩 들어가 있는 상태이기 때문에 이럴 때는 충분한 스트레칭으로 풀어주어야 합니다.

한편, 자려고 누웠을 때 발, 종아리, 허벅지 등 하지 전반에 불편감을 느껴지고, 이때 다리를 뻗거나 움직여서 증상이 나아지면 하지불안증후군일 가능성이 높습니다. 하지불안증후군이 발생하는 이유는 다양한데 노화와 관련이 높고 철분이나 전해질, 비타민 D가 부족한 것과도 관련이 있습니다. 발생 빈도가 잦지 않다면 크게 걱정하지 않아도 되나 일주일에 3일 이상 불편하다면 병원에 내원하시는 것을 추천합니다.

○ 졸음

낮잠을 자고 싶지 않은데 낮 시간만 되면 졸음이 쏟아져 잠을 잔 후 밤에 잠을 못 이루는 분들이 많습니다. 이때는 커피 등 카페인 음료를 활용할 수 있으며 커튼을 젖혀 햇빛이 실내에 가득 들어오게 하는 것도 잠을 깨는 데 효과적입니다. 특히 햇빛을 받으면 체내에서 각성 호르몬이 나오는데 이 호르몬은 카페인보다 강한 각성 효과를 냅니다. 그러므로 졸음이 문제라면 햇빛에 노출되는 시간을 늘려서 졸음을 쫓는 것이 가장 효과적인 방법입니다.

○ 역류성 식도염

수면 중 식도가 타는 듯한 고통 때문에 잠을 설친다면 역류성 식도염을 의심해 볼 수 있습니다. 역류성 식도염이 있다면 우선 내과에 가서 치료를 받아야 하고요. 특히 자기 직전에는 음식을 먹지 않아야 합니다. 잠에 들기 전에 음식을 먹으면 자려고 누울 때도 위장에 음식물이 남아 있어서 역류되기 쉽습니다. 따라서 최소한 취침 세 시간 전에는 금식하는 게 좋습니다. 또한 야식을 먹지 않더라도 저녁에 과식을 하게 되면 음식을 소화하기 위해 위장의 운동이 활발해지면서 뇌를 깨웁니다. 야식과 과식이 불면증에 해로운 이유입니다.

○ 혈액순환 장애

쉽게 잠을 이루지 못하는 분들 중에 손발이 차가운 분들이 있습니다. 그런 경우는 대부분 혈액순환이 원활하지 않기 때문입니다. 그럴 때는 복식호흡처럼 몸을 이완하는 방법을 배워서 실천하면 이완되면서 말초 혈액 순환이 좋아집니다. 더운물 목욕도 혈액 순환에 도움이 되며 숙면에 도움이 됩니다.

▶▶ 당신의 밤을
지배하는 수면 리듬

잠자리에 드는 시간도 수면에 영향을 끼칠까?

여러분은 보통 몇 시에 잠자리에 드십니까? 직업이나 상황에 따라
제각기 다르겠지만 사실 좋은 잠을 자기 위해 권장하는 취침 시간
이 따로 있습니다. 보통 열 시에서 열한 시 무렵에 잠자리에 들고 아
침 일고여덟 시 사이에 잠에서 깨는 게 가장 좋다고 이야기하는데
요. 실제 대부분의 사람들의 생활 패턴도 그렇게 맞춰져 있습니다.

　그러나 반드시 모든 사람이 그 시간대에 자야지만 건강에 좋은
것은 아닙니다. 가령 어떤 사람이 직업상의 이유로 오전 두 시에 잠
이 들고 오전 아홉 시에 일어나는 수면 리듬을 가지고 있고, 그 생활
패턴을 계속해서 유지하고 있다면 그것은 나쁜 수면 리듬이 아닙니

57

다. 열한 시에 자고 아침 여섯 시에 일어나는 사람과 별반 다를 게 없습니다. 그래서 충분한 시간 동안 수면을 취하고 규칙적으로 자고 일어난다면 그것이 가장 이상적인 수면 리듬입니다.

즉, 규칙적이라면 건강에 문제가 없다고 볼 수 있는 것이죠. 하지만 반대로 여덟 시간을 잔다고 하더라도 어떤 날은 저녁 아홉 시에 잠자리에 들고, 어떤 날은 새벽 네 시에 잠자리에 들고, 어떤 날은 밤을 새우고 나서 그다음 날 오전 열 시에 잠이 든다면 그것은 좋은 수면 리듬이 아닙니다. 이런 경우 수면 시간이 아무리 길어도 오히려 몸에 더 해로울 수 있습니다. 중요한 것은 일곱 시간 내외 정도로 잠을 자되 자고 깨는 시간을 규칙적으로 유지하는 것에 있습니다.

시차 적응도 수면 리듬과 관계가 있을까?

잠이 들기까지 한 시간 이상이 걸리고 수면 중 자주 깨는 문제 때문에 40대 후반의 남성이 수면클리닉에 내원한 적이 있었습니다. 상담을 해보니 이분은 사업상 유럽으로 출장을 자주 다니는데 출장을 갈 때마다 시차 적응에 시간이 오래 걸려 힘들어하고 계셨습니다.

잠들기가 힘들고 잠이 든 후에도 수시로 깨서 다시 잠들기가 쉽지 않은 수면장애 증상이 있다 보니 자고 일어나서도 개운하지 않았고 그 때문에 의욕 저하, 우울증 증상까지 보이고 계셨습니다.

이분처럼 해외를 오가는 분들 중에는 불면증을 호소하는 사람들이 적지 않습니다. 특히 미국이나 유럽으로 가게 되면 낮과 밤이 뒤바뀌게 되는데 이럴 때 시차 적응을 해야 하는 문제가 생깁니다. 즉, 우리나라는 낮인데 미국이나 유럽은 한밤중이라 잠을 자야 하는 상황이 되는 것입니다. 사실 생리적으로 낮에 잠을 깊게 잘 수 있는 사람은 많지 않습니다. 그래서 직업적으로 해외를 오가야 하는 비행기 승무원, 사업가분들에게는 불면증을 비롯한 수면장애가 흔하게 나타납니다.

해외에 나가 해당 지역의 시차에 적응하는 것은 보통 한 시간 시차에 하루 정도가 걸립니다. 물론 이것은 이론적인 수치이고, 실제로는 시차가 두세 시간 정도인 지역에서는 거의 차이를 느끼지 못합니다. 문제는 일곱 시간 이상 시차가 나는 곳으로 갔을 경우인데 이때는 일주일 정도가 지나야 완전한 현지 적응이 가능합니다.

사실 시차 적응도 잘하는 사람이 있고 잘하지 못하는 사람이 있습니다. 왜 그런 차이가 생길까요? 일반적으로 젊은 사람, 좋은 수

59

면 리듬을 가지고 있는 사람은 시차 적응을 잘합니다. 반대로 나이가 드신 분이나 원래 불면 증상을 비롯해 수면질환이 있는 사람은 시차 적응을 힘들어합니다. 따라서 평소 겪고 있는 불면 증상을 치료해 건강한 수면 리듬을 만드는 것이 시차로 인한 수면장애를 예방하고 빠르게 시차 적응을 할 수 있는 지름길입니다.

앞서 말씀드린 40대 후반의 남성분은 자다가 자주 깨는 이유를 찾기 위해 수면다원검사를 받았고 그 결과 자다가 숨이 멈추는 수면무호흡증이 발견되었습니다. 수면무호흡증에 대해서는 양압기 치료를 시행했으며 이후 자다가 깨는 일은 더 이상 없었습니다. 또한 잠드는 데 오랜 시간이 걸리는 입면장애는 인지행동치료를 통해 조절하였는데 이후 수면 리듬을 강화시키면서 쉽게 잠들 수 있었고 이 효과는 해외 출장을 가서도 동일하게 나타났습니다.

뒤바뀐 수면 리듬을 바로잡는 법

만약 일상생활 속에서 불규칙적인 취침 시간으로 수면 리듬이 깨진다면 어떻게 해야 할까요? 일반적으로 수면 리듬에 뒤바뀌는 데에는 여러 원인 혹은 조건이 있습니다. 예를 들면 잠이 오지 않는 불면증이 지속되면서 계속 잠이 오는 시간이 뒤로 밀리다 보니 생겼을 수도 있고, 원래 자야 하는 시간에 자지 않는 습관이 지속되다 보니까 나도 모르는 사이 뇌가 밤낮을 뒤바꿔서 인식했을 수도 있습니다. 실제로 계속해서 늦게 자는 습관이 들고 그것이 오랫동안 지속되다 보면 우리 뇌가 밤에 자야 하는 시간을 점점 더 늦은 시간으로 미뤄서 그런 상태에 이를 수 있습니다.

하지만 어떤 상태가 되었건 결국 우리 뇌에서 작동하고 있는 정상적인 시간에 잠이 오도록 하고 정상적인 시간에 깨어있도록 하는 일주기 리듬을 정상적으로 되돌려야 하는 것은 맞습니다.

앞서 말한 것과 같이 잠들고 일어나는 시간이 뒤로 밀려있는 상태를 수면위상지연증후군이라고 부르는데, 쉽게 생각하면 '자꾸 늦잠을 자게 되는 상태' 정도로 이해하면 되겠습니다. 수면위상지연증후군이 가장 흔히 나타나는 연령대는 청소년기입니다. 소아청소년기와 20대 청년은 조금만 늦게 자는 생활 습관을 가져버리면 걷잡을 수 없이 수면 리듬이 뒤로 밀리게 됩니다. 그래서 어려움을 겪게 되죠. 따라서 수면위상지연증후군이 있는 경우에는 불면증을 경험할 가능성이 높습니다. 이럴 때는 멜라토닌이 수면 리듬을 앞당기는 데 도움이 되기 때문에 그다음 날 아침에 밝은 빛에 노출되는 것이 수면 리듬을 바로잡는 데 좋습니다.

물론 이 리듬은 단순히 한 가지 조치만 취한다고 되돌릴 수 있는 것은 아닙니다. 그래도 가장 먼저 시도해 볼 수 있는 것은 내가 아무리 늦게 잠을 자거나 자야 할 시간에 자지 못했라도 우선은 일어나는 시간을 일정하게 고정하고 그것을 계속해서 지켜나가는 것입니다. 우리 뇌 속에 수면을 관장하는 생체시계가 있다고 할 때 이 생체시계를 다시 제자리로 돌릴 수 있는 방법은 잠이 드는 시간을 조정하는 것이 아니라 일어나는 시간을 고정하는 것입니다. 그것을 기준으로 우리 뇌의 생체시계가 제자리를 찾아가기 때문입니다.

더불어 매일 밤 취침 시간을 정해 잠들기 위해 노력하고, 일고여덟 시간 동안의 수면 시간을 지키는 것이 좋습니다. 특히 이러한 수면 습관은 주말에도 유지해야 합니다. 일정한 시간에 잠이 들기 위해서는 잠들기 전 습관을 만드는 것이 좋습니다. 잠자리에 들기 30~60분 전에 일상에서 편안함을 느낄 수 있는 자신만의 방법을 찾는 것도 하나의 방법입니다. 수면을 돕는 습관으로는 ① 따뜻한 물로 샤워하기, ② 근육을 이완시켜 주는 스트레칭, ③ 몸과 마음을 진정시키는 명상, ④ 차분한 음악을 듣거나 책 읽기 등이 있으니 수면 리듬을 되찾기 위해 꼭 실천해보길 바랍니다.

불규칙한 수면 생활을 유지해야 한다면

필연적으로 불규칙적인 수면 생활을 이어갈 수밖에 없는 분들도 있습니다. 예를 들어, 교대근무를 하는 분들은 어떤 날은 낮에 일하고 어떤 날은 밤에 일하기 때문에 수면 리듬이 계속해서 바뀔 수밖에 없습니다. 낮에 자는 날이 있고 밤에 자는 날이 있으니 자고 깨는 시간이 바뀔 수밖에 없는데 사실 잠이 들고 일어나는 시간은 우리 뇌 속 수면 중추의 영향을 받습니다. 즉, 이 수면 중추가 수면과 각성 상태를 조절하는 것입니다.

그런데 어떤 이유로 수면 리듬이 흐트러지면 뇌는 바뀐 리듬에 적응하는 데 상당한 어려움을 느낍니다. 그래서 밤에 일을 하고 낮에 잠을 자려고 할 때 제대로 잠을 잘 수가 없는 것입니다. 반대로 밤에 일하고 낮에 자다가 낮에 일하고 밤에 자려고 할 때도 이미 익숙해진 수면 리듬 때문에 오히려 낮에 졸음이 오는 현상이 나타나게 됩니다.

교대근무는 수면 리듬을 인위적으로 조절하기 때문에 이로 인한 후유증을 최소화하기 위한 방법을 적극적으로 활용해야 합니다. 예를 들면 낮에 잘 때 조용하고 어두운 환경을 만들어 밤에 잠을 자는 것 같은 분위기를 조성한다든가 밤에 일할 때 조명 등으로 주변을 환하게 만들어 각성도를 유지하는 방법 등이 있습니다. 하지만 가장 최선의 해결책은 교대근무를 하지 않는 것입니다. 그래도 여러 가지 이유로 교대근무를 꼭 해야 한다면 수면 위생, 수면 환경 조성에 각별히 신경을 써야 합니다.

특히 야간에 일을 하고 낮에 잠을 자는 분들은 아무래도 밤에 잠을 자는 분들보다 수면의 질이 떨어질 수밖에 없습니다. 그럴 때는 수면 위생(좋은 잠을 자기 위해 지켜야 할 생활 습관)을 최대한 챙기면 수면의 질을 높이는 효과를 얻을 수 있는데요. 아침에 퇴근할 때 가능한 한 햇빛에 노출되는 것을 차단하고 귀가 후 최대한 빠른 시간 안에 주무시는 것을 추천드립니다. 만약 낮에 잠이 심하게 오지 않는다면 의사의 처방에 따라 간헐적으로 수면제를 복용하는 것도 도움이 될 수 있습니다. 다만 수면제를 지속적으로 복용하면 수면 주기를 망칠 수 있기 때문에 가급적 꼭 필요할 때만 예외적으로 수면제를 먹는 것이 여러모로 좋습니다.

수면의 질이 곧 삶의 질이다

2013년 대법원은 국내 최초로 야간 교대근무를 해온 자동차 공장

노동자의 수면장애를 산업재해로 인정했습니다. 이 노동자의 병명은 '수면-각성 장애'로 이 질환은 잠을 자야 할 시간에 쉽게 잠들지 못하고 일을 할 때는 졸음이나 피로감을 느껴 업무에 집중하기 힘든 수면 질환을 말합니다.

만성 불면증으로 고생해 온 환자들을 진료하다 보면 과거 교대근무를 했던 분들을 흔히 만납니다. 2교대 혹은 3교대로 근무하는 생산직 분들도 있고 경찰, 소방관같이 24시간 근무할 수밖에 없는 업종에서 일하는 분들도 많습니다. 이런 분들이 겪는 수면장애가 법적으로 산재로 인정된다는 것은 그만큼 수면의 질이 곧 삶의 질과 밀접한 연관을 가진다는 것을 의미하기도 합니다.

하지만 낮과 밤이 뒤바뀐 생활 패턴 때문에 수면의 질이 떨어지는 것을 처음에는 그리 심각하게 생각하지 않는 분들이 많습니다. 그러다 시간이 지날수록 피로가 누적되고 일상생활에까지 악영향을 미치게 되면 그때가 돼서야 심각성을 깨닫고는 합니다. 앞에서도 언급했듯 가장 좋은 해결 방법은 교대근무를 하지 않는 것이지만 어쩔 수 없이 해야 하는 상황이라면 몇 가지 팁이 수면의 질을 높이는 데 도움이 됩니다.

예를 들면 아침에 퇴근할 때 가급적 햇빛에 노출되지 않는 것이 좋다고 앞에서 언급했는데 특히 눈을 통해 들어오는 햇빛은 수면

65

호르몬인 멜라토닌의 분비를 감소시키기 때문에 선글라스 등을 쓰고 퇴근하는 것을 권해드립니다.

또 아침에 퇴근 후 잠드는 것을 미루시는 분들이 있는데 이 경우 수면 주기가 더 엉클어질 수 있기 때문에 퇴근하면 바로 집으로 가셔서 우선적으로 수면을 취하셔야 합니다. 이때 암막 커튼 등을 이용해 햇빛을 차단하고 집 안을 최대한 어둡게 하는 것이 좋습니다. 일어난 후에는 피곤하다고 계속 누워있거나 엎드려 있기보다 일상생활을 해주는 것이 숙면에 도움이 됩니다. 이때 활동을 하지 않으면 수면 리듬이 더 엉망이 되기 때문입니다.

한편 낮에 잠이 너무 오지 않을 경우 수면제를 먹는 것 역시 고려할 수 있습니다. 단, 수면제를 계속 복용하면 오히려 수면 주기가 망가질 수 있기 때문에 가까운 수면클리닉을 방문해 정확한 진단을 받아보는 것이 좋습니다.

▶▶ '렘수면'을 방해하는 수면제

제대로 잠들지 못하는 날이 이어져 더는 견딜 수 없겠다고 느껴질 때 누구나 한 번쯤은 '수면제라도 먹어볼까?' 하는 고민을 하게 될 것입니다. 그런데 어떻게든 잠은 자게 해주는 수면제가 만들어 주는 잠은 좋은 잠일까요?

이를 알아보기 위해 수면제를 복용한 상태에서 수면의 질을 측정하는 수면다원검사를 시행한 연구가 다수 있습니다. 그 결과 수면제를 복용한 경우가 복용하지 않은 경우보다 잠은 빨리 들지만 얕은 잠이 지나치게 많고 깊은 잠은 거의 없는 것으로 나타났습니다. 좀 더 자세히 살펴보면 가장 얕은 단계인 1단계 수면은 줄어들고 다음 단계 수면인 2단계 수면은 늘어나는 것으로 파악되었습니다.

반면, 가장 깊은 단계인 서파수면(3단계 수면)은 거의 나타나지 않았는데 이것은 수면제를 복용하고 잠을 잘 경우 신체적, 정신적 피로가 해소되는 깊은 수면이 줄어든다는 것을 의미합니다. 대신 아주 깊지도 그렇다고 아주 얕지도 않은 2단계 수면이 늘어나게 되는데 이 상태를 수면 구조가 왜곡한다고 합니다. 즉, 수면제를 복용하고 취하는 수면은 정상적인 수면이 아닌 것입니다. 따라서 수면을 통해서 얻는 좋은 효과도 제대로 나타나지 않습니다. 그렇기 때문에 잠을 자도 피로가 완전히 풀리는 느낌이 들지 않는 것입니다.

수면제를 복용하면 렘수면도 줄어드는데 렘수면은 꿈을 꾸는 수면입니다. 렘수면은 낮에 생활하며 경험한 감정적인 스트레스를 해소하는 기능이 있습니다. 하지만 수면제를 복용하고 자면 렘수면이 줄어 정신적 피로를 해소해 주는 기능이 제대로 발휘되지 않습니다. 이로 인해 잠을 통해 감정을 정화시키는 경험이 줄어들어 우울 증상이 해결되지 않아 우울증 발병으로 이어질 위험도 있습니다.

수면제를 복용한다고 해서 잠을 자는 능력이 길러지는 것이 아닙니다. 오히려 수면제를 복용하면 질이 낮은 싸구려 잠을 자게 됩니다. 특히 복용 기간이 길어질수록 약에 더 의존하게 되고 스스로 잠을 자는 능력은 갈수록 줄어듭니다.

한편, 수면제를 복용하고 계신 분들 중에는 수면제에 중독되었다고 표현하는 분들이 많습니다. 그런데 '수면제 중독'은 너무 많이 복용해 수면제의 부작용이 극심하게 나타난 경우를 뜻하는 말입니다. 예를 들어 연탄가스를 마시고 일산화탄소에 중독되어서 목숨을 잃는 사람들이 있습니다. 이런 경우가 바로 중독입니다.

수면제를 매일 복용하고 잠을 청하다가 수면제가 없으면 잠을 자지 못한다고 굳게 믿고 있는 분들은 중독이 아니라 '의존' 상태입니다. 거의 매일 술을 마시고 술 없이는 살 수 없는 사람이 있다면 그 사람은 알코올 의존 상태에 있는 것입니다.

수면제에 대한 의존성은 매일 수면제를 복용하는 사람에게 잘 생깁니다. 매일 복용하다 보니 수면제 없이는 하루도 잠을 잘 수 없을 것이라고 철석같이 믿게 된 것입니다. 그리고 수면제를 복용하지 않으면 '정말 잠이 오지 않는' 경험을 합니다. 한번 그렇게 되면 그때부터는 수면제에 크게 의존하게 됩니다.

일단 그 단계까지 가면 수면제를 끊기가 매우 힘들고 결국 수면제를 장기간 복용하게 되어 부작용을 피할 길이 없게 됩니다. 수면제를 많은 용량으로 매일 복용한 경우에는 수면제에 대한 의존도를 낮추기가 정말 힘들며 그래서 수면제는 가능한 한 적은 용량을 복용하는 것이 좋고 특히 매일 복용하는 것은 피해야 합니다.

수면제가 치매를 부른다

불면증을 한 문장으로 정의하면 '잠들기가 힘들고 자다가 자주 깨며 그 결과 수면을 통한 신체적, 정신적 회복이 일어나지 않는 질환'입니다. 불면증 때문에 잠을 자지 못하면 여러 가지 건강상의 문제가 생기는데 그중 하나가 기억력 저하입니다. 밤에 푹 자지 못하고 잠을 설쳐 다음 날 머리가 멍하고 일에 집중하기 어려운 경험은 누구나 해보셨을 겁니다. 불면증은 그런 상태가 지속되는 병으로 그것이 장기화되면 반영구적인 기억력 저하로까지 이어질 수 있습니다. 단지 잠을 잘 자지 못했을 뿐인데 기억력까지 저하된다니 잘 이해되지 않는 분들도 계실 것 같습니다. 그런데 왜 그렇게 되는지 원리를 알면 어렵지 않게 이해할 수 있습니다.

우선 수면의 질이 낮을 때 기억력이 떨어지는 이유는 여러 가지가 있습니다. 그중 굉장히 심각한데도 잘 알려져 있지 않은 이유가 수면제 복용입니다. 수면제와 기억력은 어떤 연관이 있길래 수면제 복용이 기억력 저하까지 불러일으키는 걸까요?

수면제는 뇌 기능을 억제해 억지로 잠을 재우는 원리이며 뇌 기능이 장기간 지속적으로 억제되면 기억력, 판단력, 집중력 등 중요 기능이 제한되는 부작용이 생길 수 있습니다. 수면제를 복용하고 잠을 자도 항상 피곤한 이유는 수면제 때문에 뇌 기능이 인위적으로 억제되었기 때문입니다.

기억력 저하를 시작으로 뇌가 점차 기능을 잃어가는 알츠하이머 치매는 사회문제가 될 정도로 심각한 병입니다. 그런데도 불면증에 흔히 처방되는 수면제와 항불안제(진정제)가 치매 발병 위험을 높인다는 연구 결과가 있는 것은 잘 알려져 있지 않습니다. 오늘날 많은 노인이 수면제와 항불안제를 복용하면서도 이것이 치매 발병률을 높일 거라는 것에 대한 경각심이 낮은 이유 중 하나입니다. 물론 간혹가다 수면제와 항불안제를 복용하는 분들도 계십니다. 하지만 대부분의 노인이 이 약물들을 장기간 습관적으로 복용하기 때문에 문제가 심각한 것입니다.

참고로 수면제와 진정제가 치매 발병 위험을 높인다는 연구는 2012년 영국의학저널에 실린 것입니다. 이 연구는 진정수면제로 분류되는 약물을 복용하는 노인 95명과 약물을 복용하지 않는 노인 968명을 15년 동안 관찰한 장기 프로젝트였습니다. 발표된 연구 결과에 따르면 진정수면제를 복용한 환자 중 32%가 기억력과 사고력이 떨어진 것으로 나타났고 약을 복용하지 않은 경우에는 23%에서만 이런 현상이 관찰되었습니다.

노인들이 복용한 진정수면제는 흔히 처방되는 약물이었는데 기억력이나 사고력에 영향을 줄 수 있는 나이, 결혼 상태, 우울증, 고혈압, 당뇨 등을 고려해 분석하더라도 진정수면제를 복용하는 경우는 그러지 않은 경우보다 60%나 치매 발병 위험이 높았습니다.

한편, 이와 유사한 연구로 캐나다 몬트리올 대학과 프랑스 보르도 대학 연구팀이 9년간 진행한 연구가 있습니다. 65세 이상 노인 8,980명을 대상으로 수면제, 진정제 복용과 알츠하이머 치매의 유병률을 조사하였는데 이 중 1,796명이 알츠하이머 치매로 진단받았습니다. 여기서 특히 우려스러운 점은 치매로 진단받은 환자들의 51%가 수면제나 진정제를 복용하고 있었다는 점입니다. 특히 약물 복용 기간이 길수록 치매의 유병률도 높았습니다.

이에 연구진은 수면제나 진정제의 성분이 치매의 발병률을 51% 이상 높이는 것으로 결론 내렸는데 이에 따라 영국은 수면제의 위험성을 깨닫고 약을 복용할 수 있는 최대 기간을 네 달 이내로 제한하고 있습니다. 이렇듯, 약물은 신속한 효과를 보이긴 하지만 내성과 의존성, 금단증상의 우려가 있기 때문에 가급적 피하는 것이 좋습니다.

수면제 의존의 위험성

불면증 환자들이 가장 바라는 것은 좋은 잠입니다. 여기서 한 가지 더 덧붙이면 수면제의 도움 없이 잘 자는 것입니다. 이것은 그만큼 수면제에 의존하고 있는 불면증 환자가 많다는 것을 의미합니다. 사실 약을 먹고 잠을 자는 사람은 약을 끊기를 원합니다. '어쩔 수 없이 약을 먹고는 자는데 언제까지 이런 약을 먹어야 하나' 하는 생각도 많이 합니다. 그래서 스스로 약을 조금 줄여보거나 아예 안 먹어 보기도 하는데 그러면 잠을 전혀 못 잡니다. 그래서 다시 약을 먹고 자게 되고 아침에 일어나서 머리가 맑지 않고 기억력도 떨어지는 경험을 하게 됩니다. 앞에서 언급했듯 수면제가 인위적으로 뇌 기능을 억제했기 때문입니다.

이 같은 수렁에 빠진 사람이 가장 걱정하는 것은 잠을 자려면 약을 안 먹을 수도 없고 그렇다고 계속해서 약을 먹자니 부작용을 걱정하지 않을 수가 없다는 점입니다. 말 그대로 진퇴양난인데 그런 상태로 20년을 보내는 경우도 있습니다.

군산에서 수면클리닉을 찾아오신 60세의 김 할아버지 역시 20년 이상 수면제를 복용해 왔다고 하셨습니다. 처음에는 한 알로 시작했지만 현재는 열 알 정도를 드신다고 했는데 열 알이면 한 움 큼입니다. 할아버지는 매일 밤 그렇게 약을 먹으면서 '어쩌다가 이 지경까지 되었나'라는 생각도 든다고 하셨습니다.

김 할아버지는 지금까지 어느 의사에게도 수면제를 끊고 잠을 잘 수 있는 방법에 대해서 들어본 적이 없다고 하셨습니다. 약을 계속 먹어도 큰 문제가 안 생기냐고 물으면 의사들은 괜찮다는 대답만 했다고 합니다. 그런데 지금까지 약은 늘기만 했고 결국 약을 먹고 자다가 일어나 몽유병 환자처럼 돌아다녀서 가족들을 놀라게 하는 지경에까지 이르렀다고 합니다. 약 기운에 취해서 넘어질 뻔한 적도 있고요. 무엇보다 기억력이 너무 떨어져 치매 걱정까지 늘었다고 하셨습니다.

김 할아버지는 인지행동치료가 약 없이 불면증을 치료하는 방법이라는 말을 듣고 수면제를 끊기 위해 수면클리닉을 찾아왔다고 하셨습니다. 그전까지는 수면제를 어떻게 끊어야 할지, 정말 끊을 수는 있기나 한 것인지 생각조차 하지 못했다고 하셨습니다.

김 할아버지처럼 수면제를 장기간 복용하면 수면 중 이상 행동, 기억력 감퇴 등의 부작용을 겪을 수 있습니다. 잠을 자기 위해 수면제를 먹지만 수면제는 수면의 질을 떨어뜨립니다. 그래서 자고 일어나도 피로가 풀리지 않는 것입니다. 사람들은 불면증이 있으면

으레 수면제를 먹어야 한다고 생각하지만 약을 먹지 않아도 얼마든지 안전하고 확실하게 불면증을 치료할 수 있으며 그 치료 방법이 바로 인지행동치료입니다.

수면제에 의존해 잠을 자다가 부작용을 겪는 것은 노인분들뿐만이 아닙니다. 젊은 사람들도 수면제에 대한 의존성이 커지는 것을 우려하는데 별별 방법을 다 써봐도 수면제만큼 즉각적으로 효과가 나타나는 방법이 없다는 데 딜레마가 있습니다. 그래서 좋지 않다는 것을 알면서도 계속 찾게 되는 것입니다.

중요한 건 스스로 잠드는 힘

사실 수면제를 먹는 행위는 그 자체가 내가 환자라는 것을 확인시켜 줍니다. 실제로 수면제를 먹을 때마다 '너는 환자다, 환자다' 이런 생각이 든다는 분들도 있습니다. 수면제에 내성도 생기고 다음 날 머리도 멍하고 기억력도 떨어지기 때문에 빨리 끊고 싶다는 분들도 많습니다. 그래서 어느 날은 용기를 내 안 먹기도 하는데, 문제는 자리에 누워 한 시간 두 시간이 가도 잠이 오지 않는 것이죠. 그러면 고민이 됩니다. '내가 이렇게 잠을 못 자면 내일 일을 할 수 있을까? 혹시 큰 실수라도 하는 거 아닐까?' 그렇게 고민하다가 결국 수면제를 드시는 분들이 많습니다. 그리고 여기서 더 큰 문제가 발생합니다. 고민하다 수면제를 늦게 먹었기 때문에 아침에 일어나서도 약 기운이 몸 안에 남아있습니다. 그러니까 더욱 머리가 멍하고 맑지가 않은 거죠.

사실 이러한 상태에서 운전이라도 하면 사고가 날 수 있습니다. 그래서 수면제를 어느 날 갑자기 끊는 것은 일반적으로 가능하지도 않고 상당히 위험할 수 있습니다. 심지어 금단증상도 생길 수 있고요. 이때 중요한 것은 '수면제를 언제 어떻게 끊느냐'가 아니라 '수면제를 복용하지 않고 스스로 잠을 잘 수 있느냐'입니다. 수면제를 먹는다는 것은 자기 힘으로 잠을 잘 줄 모른다는 의미입니다. 스스로의 힘으로 잠을 잘 수 있으면 수면제가 있어도 먹지 않을 것이고 스스로 잠을 잘 수 없으면 어디서 빌려서라도 수면제를 먹겠죠. 그래서 중요한 것은 스스로 잠자는 힘을 기르는 것입니다. 그렇게 잘 수 있는 힘이 길러지면 점진적으로 수면제의 양을 줄여가며 끊을 수 있습니다.

▶▶ 수면 부족이
   암을 부른다

면역계를 무너트리는 수면 부족

인터넷 커뮤니티에 '암 걸리는 사람들의 특징'이라는 제목의 글이 올라온 적이 있습니다. 해당 글에서는 암에 걸린 사람들이 예외 없이 보이는 공통된 특징으로 새벽까지 깨어있다는 점을 꼽았습니다. 인터넷에 돌아다니는 정보들 중에는 검증되지 않은 것들이 많지만 불면증이 암 발병의 위험 인자가 된다는 것은 한 연구에서 검증된 바 있습니다.

일본 오사카시립종합병원 당뇨내과 가와사키 이사오 박사는 일본 당뇨 합병증학회에서 불면증이 암 발병 위험 인자라고 발표했습니다. 이것은 2형 당뇨 환자 359명을 대상으로 불면증 유무를 설문 조사한 뒤 2년간 추적 관찰하고, 암이 발생한 경우와 발생하지 않은 경우의 임상 데이터를 비교한 결과입니다.

잠들기까지 30분 이상 걸리는 사람을 불면증으로 정의한 결과, 359명 중 117명이 이에 해당되었는데 추적 관찰하는 2년간 새로 암 진단을 받은 환자는 스물두 명으로 나타났습니다. 구체적으로는 췌장암 다섯 명, 대장직장암 네 명, 간·폐·전립선암 각 세 명, 그리고 위·유선암이 각 두 명이었습니다.

또한 암 발병 위험 인자를 분석한 결과 불면증이 유일하게 위험 인자로 확인(위험비 3.809)되었고 불면증 유무에 따라 신규 암 발병률을 검토한 결과에서도 불면증이 없는 군은 발병률이 3.1%인 반면 불면증이 있는 군에서는 9.8%로 나타났습니다. 또한 가와사키 교수는 불면증에 관여하는 물질인 멜라토닌이 암 억제에 도움이 된다는 보고도 있다며 암 발병 위험 인자로 불면증을 예의 주시하는 게 중요하다고 강조했습니다.

암 진단 후 불면증이 생기기도 하지만 가와사키 교수가 밝힌 것처럼 불면증을 앓고 있던 사람이 유의미한 비율로 암 진단을 받기도 합니다. 이것은 불면증이 통상적으로 인식되는 것보다 훨씬 위험한 질환이라는 것을 의미합니다.

사실 우리 몸에서는 쉴 새 없이 암세포가 만들어지고 세균과 바이러스가 침입하고 있습니다. 그런데도 쉽게 병에 걸리지 않는 건 우리 몸의 면역계가 작동하기 때문입니다. 항생제, 항암제는 모든 세균과 암세포를 죽이지 못하지만 면역계는 그것들을 모두 깨끗하게 정리합니다. 따라서 면역력이 떨어지면 병에 걸리기 쉽고 치료 기간도 오래 걸리며 때로는 치료가 되지 않기도 하는 것입니다.

그런데 이 면역계의 기능을 유지하고 향상시키는 데는 수면이 필수적입니다. 세균에 감염된 토끼를 대상으로 충분하게 잠을 재운 경우와 잠을 재우지 않은 경우를 비교했을 때, 충분히 잔 토끼가 그러지 않은 토끼에 비해 혈액 속 림프구 숫자가 잘 늘어나고 세균 감염으로부터 회복되는 속도도 빨랐습니다.

하지만 장기간 동안 잠을 재우지 않아 죽은 쥐를 부검해 보면 장 속의 세균이 증식해 장벽을 뚫고 몸속으로 침투하는 것을 볼 수 있습니다. 이 역시 잠을 충분히 자지 못하면 면역 기능이 떨어지는 것을 보여주는 사례입니다. 이것은 장기간 교대근무한 간호사들이 면역력이 떨어져 유방암에 걸리는 비율이 높아진다는 연구 결과와도 같은 맥락입니다. 따라서 생체 리듬에 맞게 밤에 충분하게 잠을 자야 왕성한 면역력을 유지할 수 있으며 암이나 다른 감염질환으로부터 보호받을 수 있습니다.

수면과 비만의 상관관계

수면은 체중과도 서로 밀접한 관련이 있습니다. 예를 들어 체중이 10~20% 정도 늘어나면 수면의 질에 변화가 생기는데 그 이유는 공기가 통과하는 숨길, 즉 기도의 구조 때문입니다. 체중이 늘면 기도 주변 조직에 피하지방이 쌓이면서 기도가 좁아지는데, 그러면 호흡 기류가 힘들게 기도를 통과하면서 코골이와 수면무호흡이 늘어납니다. 수면무호흡은 수면 중 기도가 막히는 질환으로 한 시간당 5회 이상 증상이 보이면 수면무호흡증으로 진단합니다.

기도가 막히면 자연히 산소가 부족해지고 잠에서 깨게 되므로 편안하고 깊은 잠을 잘 수가 없게 됩니다. 아무리 잠을 많이 자도 깊은 잠을 자지 못하기 때문에 늘 피곤하고 졸린 상태가 되면서 낮잠도 자게 되고 밤잠 시간도 길어집니다. 하지만 수면 효율이 낮으므로 잠을 자도 피로가 풀리지 않습니다.

이뿐만 아니라 체중이 늘어나면 횡경막이나 호흡 근육의 움직임도 둔해지는데 그러면 기도가 좁아져서 생기는 무호흡으로 인한 호흡곤란을 극복하기가 더 힘들어집니다. 즉, 수면무호흡이 더 심해지는 것입니다. 수면무호흡증을 치료할 때 체중 감량이 반드시 필요한 이유는 바로 이 때문입니다.

보통 잠을 많이 자면 뚱뚱해질 거라고 생각합니다. 물론 폭식을 하고 거의 활동을 하지 않은 채 잠만 잔다면 섭취한 열량이 소모되지 않으므로 자연히 체중이 늘 것입니다. 가령 비전형우울증[1]인 경우 이런 현상이 나타날 수 있습니다. 하지만 이것은 특수한 경우입니다. 세간의 편견과는 달리 잠을 적게 자면 오히려 체중이 늘고 잠을 충분하게 자면 체중은 줄어듭니다. 이것은 한 연구를 통해 증명되었는데 수면 시간과 체중과의 관련성을 10여 년간 관찰하였더니, 하루 다섯 시간 자는 여성이 일곱 시간 자는 여성에 비해 체중이 증가할 가능성이 30% 높았고 비만이 될 확률도 15% 이상 높은 것으로 파악되었습니다.

그런데 여기서 하루 다섯 시간 동안 잔다는 것에 주목할 필요가 있습니다. 이것은 평균 수면 시간을 말하는 것으로 하루에 단 다섯 시간만 자는 것은 아닙니다. 정상인에게 필요한 수면 시간이 일곱 시간 정도라고 하면, 매일 다섯 시간을 잘 경우 하루 두 시간씩 수면 박탈이 생깁니다. 이것이 장기간 지속될 경우 만성 수면 박탈이 되는데 이러한 만성적인 수면 박탈 상태가 되면 수면 중 분비되는

---

1   많이 자고, 많이 먹으며, 우울한 기분 외에 짜증스러움 등이 나타나는 우울증의 한 유형. 전형적인 우울증은 불면, 식욕 저하, 우울한 기분 등이 주로 나타나므로 이와 구분하기 위해 비전형우울증이라고 부르며 치료 방식 역시 다르다.

호르몬의 균형이 깨지게 됩니다.

이 연구를 뒷받침하는 후속 연구에 따르면, 만성 수면 박탈이 있는 경우 체내 지방 세포에서 분비되는 호르몬인 렙틴이 줄어듭니다. 체내에 렙틴 농도가 높을수록 우리 몸은 섭취한 영양분을 지방으로 바꾸는 비중을 줄이는데, 반대로 렙틴이 줄어들면 우리 몸은 몸속 지방을 늘립니다. 여기에 그렐린까지 늘어나는데 그렐린은 한마디로 식욕을 늘리는 호르몬입니다. 즉, 만성적으로 수면 시간이 부족해지면 렙틴이 줄어들어 섭취한 영양분이 지방으로 전환되고 크렐린이 높아지면서 식욕도 늘어나게 됩니다. 그러면 당연히 체중은 늘게 됩니다.

여기에 잠을 충분히 자지 못해 낮에 피로감, 무력감을 느끼게 되고 그러면 꼭 필요한 신체 활동만 하게 되어 일상생활을 통한 에너지 소모가 줄어들게 됩니다. 이 역시 체중을 증가시키는 한 요인이 됩니다.

한편, 잠이 부족할 때 식욕이 늘어나는 이유를 체온을 높이기 위한 몸의 작용이라고 설명하기도 하는데 실제로 잠을 못 자면 우리 몸의 체온은 0.3~0.4도가량 낮아집니다. 또한 심리적으로는 권태를 느끼게 되는데 이런 감정을 달래기 위해 더 먹게 된다는 견해도 있습니다.

중요한 건 잠을 자지 못하면 체중이 증가하기 쉬우며 이것은 기도 주위 점막에 지방이 붙게 되는 결과로 이어져 코골이 및 수면무호흡증을 유발한다는 것입니다. 여러 번 언급했듯이 수면무호흡증은 깊은 잠을 방해하는 대표적인 수면질환이며 그 결과 우리 몸은 만성적인 수면 박탈 상태에 돌입하게 됩니다. 이것을 바꿔 말하면 수면무호흡을 치료하지 않으면 체중을 줄이기 힘들다는 뜻입니다. 즉, 수면무호흡증을 치료해야 잠을 잘 잘 수 있고 그래야 수월하게 체중을 줄일 수 있습니다.

우리 몸은 잠을 잘 못 잘수록 체중이 증가하는 구조를 가지고 있기에 불면증 환자가 체중을 줄이고 싶다면 더더욱 불면증을 치료해야 합니다. 또한 잠이 부족하면 체중이 증가하고, 체중이 증가하면 수면의 질이 현저히 떨어지므로 좋은 잠을 자고 싶다면 적정 체중을 유지하는 것이 좋습니다.

식후 졸음이 쏟아진다면

식사를 하고 나면 유독 식곤증에 시달리는 분들이 있습니다. 이때 '수면 시간이 부족해서 그런가' 하는 분들이 많은데 사실 식곤증은

1부 – 당신은 더 잘 자야 한다

누구나 경험할 수 있는 증상으로 그 자체를 큰 문제라고 볼 수는 없습니다. 다만 오후 혹은 식사 후에 쏟아지는 졸음이 종일 지속된 다거나 잠깐이라고 해도 일상적인 생활 또는 업무에 지장이 있을 정도라면 진료를 받아볼 필요는 있습니다.

점심 식사 이후에는 우리 몸의 체온이 한 번 올라갔다 떨어지면 서 졸음이 올 수도 있고 또 먹은 것을 소화시키기 위해 장운동이 활발해지면서 자율신경계, 그중에서도 부교감신경계가 활성화되면서 각성 수준이 떨어지기도 합니다. 그러면 몸이 이완 상태가 되면서 졸음이 쏟아지는데 이것은 신체가 보이는 자연스러운 반응이기 때문에 식곤증이 있다고 해서 치료를 꼭 받아야 하는 것은 아닙니다. 하지만 그 정도가 지나쳐 종일 졸리거나 일상생활이나 업무에 과도할 정도로 지장을 주는 수준이라면 수면무호흡증 또는 기면증과 같은 수면 질환을 의심해 볼 여지는 있습니다. 그러므로 정확한 진단을 받아보는 것이 좋습니다.

식곤증이 아니더라도 대부분의 사람들이 신체의 일주기 리듬에 따라 생리적으로 오후 두세 시 사이에 졸음을 느낍니다. 이때 적절한 수준으로 낮잠을 자는 것이 좋은데 여러 연구 결과에 의하면 10분 내외의 낮잠이 가장 적당하고 길어도 30분 이상 자지 않는 것이 좋다고 합니다. 특히 노인의 경우 30분 이상 낮잠을 자면 수명이 짧아진다는 연구 결과도 있습니다.

그런데 10분 내외의 낮잠이 좋은 이유는 무엇일까요? 이것은 수면 단계에 따른 자율신경 및 뇌파의 변화와 관계가 있습니다. 우리가 깨어있는 상태에서 잠이 든다면 1~3단계를 거치며 잠이 깊어지는데 대개 1단계 수면에서 1~2분, 2단계 수면에서 10~20분 정도 머무릅니다. 각 단계에서 머무는 시간은 졸음을 느끼는 정도에 따라 다르지만 대체로 이 순서와 비율을 따른다고 보시면 됩니다. 이때 수면 자세가 편안하고 소음 등 잠을 방해하는 다른 자극이 없다면 3단계로 진행될 것입니다.

깨어있는 상태에서 잠이 들고 수면 상태가 깊어지면 우리 몸의 자율신경계 균형이 교감신경 우위에서 부교감신경 우위로 이동합니다. 이것은 우리가 신체적·정신적으로 긴장하고 있다가 점차 이완되는 것을 의미합니다. 그런데 낮잠이 길어져 3단계 수면까지 이르게 되면 부교감신경 쪽으로 너무 많이 이동해 균형이 맞지 않게 됩니다. 즉, 신체적·정신적으로 지나치게 많이 이완되는 것입니다. 이 상태에서 잠이 깬다면 근육에 힘이 없고 의욕도 떨어지는 느낌을 받을 것입니다. 그러면 잠에서 깬 후 뇌가 정상적인 활동을 하는 데 시간이 걸리고, 낮잠에서 깬 후에도 한동안 멍한 상태가 유지될 수밖에 없습니다. 그러므로 10분 내외의 낮잠이 가장 좋습니다. 수면 단계상 2단계까지만 진행되면 심한 졸음을 줄여줌으로써 머리를 맑게 하고 업무 효율을 높여주는 효과를 볼 수 있을 것입니다.

단, 5세 미만의 소아 특히 3세 미만인 경우에는 낮잠이 정상적인 수면의 한 부분이므로 충분히 낮잠을 잘 수 있는 환경을 조성해 주는 것이 좋습니다. 아이들은 낮잠을 잘 자야 뇌가 발달합니다. 다만, 자랄수록 야간 수면 시간은 유지하되 낮잠은 점차 줄이도록 유도해 주는 것이 가장 이상적입니다.

알코올은 최악의 수면제

금방 잠들지만 너무 일찍 깨는 것도 잠들기 힘든 것만큼 괴로운 일입니다. 보통 잠이 잘 안 오는 것을 불면증이라고 생각하지만, 금방 잠들어도 일찍 깨 다시 자기 힘든 것도 불면 증상 중 하나입니다.

잠에서 일찍 깨는 데는 여러 가지 이유가 있으나 그중 가장 주의해야 하는 것이 알코올 섭취로 인한 이른 기상입니다. 술을 마시면 처음에는 중추신경계가 억제되면서 잠이 옵니다. 하지만 중추신경계에 대한 억제가 풀리면 잠에서 깨는데 알코올 중독 때문에 이런 패턴이 반복되면 자연히 생체 리듬에 따른 수면 리듬이 깨지게 됩니다. 이것은 매우 높은 확률로 불면증을 유발하므로 알코올 중독과 수면질환은 불가분의 관계에 있다고 볼 수 있습니다.

한편, 불면증 때문에 알코올 중독자가 된 경우도 있습니다. 이와 관련된 사례로 40대인 수정 씨가 남편과 함께 수면클리닉에 내원한 적이 있습니다. 수정 씨는 잠이 오지 않는 날마다 포도주를 한 잔씩 마시고 잠을 청했는데 그 양이 점점 늘어서 하룻밤에 거의 한 병을 마셔야만 잠을 잘 수 있게 되었다고 합니다. 사실 수정 씨는 원래 술을 그다지 좋아하지 않았지만 잠이 오지 않을 때 한 잔씩 마시는 것이 습관이 되면서 술 없이는 잠을 자지 못하는 상태가 된 것이었습니다.

수정 씨처럼 불면증 환자 중 술을 마시고 잠을 청하는 사람이 드물지 않습니다. 알코올은 뇌 기능을 억제해 긴장을 줄여주고 각성을 담당하는 부분을 억제해 잠이 오게 하는 효과가 있기 때문입니다. 이런 점만 본다면 알코올은 주변에서 쉽게 구할 수 있는 훌륭한 수면제로 보일 수 있을 것입니다.

하지만 실상은 그렇지 않습니다. 술을 마시고 잠을 자더라도 사실은 얕은 잠을 자는 것이며 알코올이 체내에서 분해되면서 잠을 재우는 기능은 점점 없어집니다. 즉, 술이 깨면서 잠에서도 깨는 것입니다. 실제로 수정 씨는 술을 마신 뒤 불과 두세 시간 정도 자다가 다시 깬다고 했습니다. 그러면 다시 잠을 잘 수가 없는데 그러면 또다시 포도주를 마신다고 합니다. 이것은 상식적으로 봐도 악순환입니다.

술은 뇌 기능을 억제해 기억력을 감소시킵니다. 특히 간이나 생식기 등에도 심각한 악영향을 미칩니다. 저는 술을 마시고 잠을 청한다는 사람을 만나면 차라리 수면제를 처방받아서 드시라고 권합니다. 수면제의 부작용이 술의 부작용보다 훨씬 적기 때문입니다. 즉, 술은 최악의 수면제라고 할 수 있습니다.

술로 잠을 조절할 때 생기는 또 다른 문제는 점점 양이 늘어난다는 것입니다. 알코올은 그 특성상 내성이 잘 생깁니다. 술을 많이 마실수록 술이 세지는 이유도 이 때문입니다. 따라서 동일한 효과를 보기 위해서는 더 많이 마셔야 하고 결과적으로 알코올 중독과 같은 의존 상태에 이르게 됩니다.

술에 의존해 잠을 청하는 수정 씨의 경우 알코올에 대한 의존성을 줄이는 치료와 스스로 잠자는 힘을 기르는 인지행동치료를 병행했습니다. 이를 위해 알코올에 대한 금단증상을 줄여주고 잠을 잘 수 있도록 도와주는 수면제를 단기간 사용했으며 인지행동치료를 통해 수면제가 없어도 잠을 잘 수 있도록 유도해 결국 불면증을 극복하는 데 성공했습니다.

수면제와 술을 함께 복용하는 경우도 있는데 이것은 정말 위험한 조합입니다. 제가 십수 년 전에 본 영화에 신변을 비관한 남성이 수면제로 보이는 약을 한 움큼 입 안에 넣고 소주 한 병을 마신 후 쓰러지는 장면이 있었습니다. 영화 내용으로는 그 남성이 약을 먹고 자살하는 것으로 나옵니다. 즉, 수면제와 술을 함께 복용하면 생명을 위협하는 상황이 만들어질 수 있음을 암시하는 것입니다.

술과 수면제는 불면증 환자들이 잠을 자기 위해 이용하는 물질입니다. 이들은 모두 뇌를 억제한다는 공통점이 있는데 수면제와 알코올은 우리 뇌세포에 작용하는 부분(전문용어로는 수용체)이 거의 동일합니다. 그리고 이들 물질이 뇌세포와 결합하면 뇌의 기능이 떨어집니다. 심한 경우 아예 활동을 멈추기도 하는데 술과 수면제가 과하면 뇌의 필수적인 기능을 억제하기도 합니다. 만약 호흡을 담당하는 부분을 억제하면 호흡을 하지 못하게 되는 것입니다. 그래서 영화의 한 장면처럼 다량의 수면제와 술을 함께 복용하면 호흡 중추가 억제되어 사망할 수 있습니다.

물론 대부분의 불면증 환자들이 작정하고 다량의 수면제와 알코올을 한 번에 복용하는 경우는 드뭅니다. 그보다는 조금씩 복용하다 보니 그것이 누적되는 것인데 그러면 사망에까지 이르지는 않더라도 뇌 억제 작용으로 복용 후 본인이 한 행동을 전혀 기억하지 못하는 일이 생깁니다.

실제로 어느 대학의 교수가 비행기를 타고 해외여행을 가는 중에 잠을 청하기 위해 술을 마시고 수면제까지 복용했다가 비행기에서 내린 후 호텔까지 어떻게 가게 되었는지 전혀 기억을 하지 못한 경우도 있었습니다. 이것은 몽유병 상태와도 크게 다를 바가 없습니다. 즉, 술과 수면제를 함께 복용하면 이런 불상사가 생길 위험이 더 커지는 것이며 이런 상태에서는 여러 가지 사고에 연루될 수도 있고 다칠 위험도 배제할 수 없습니다.

특히 수면무호흡증이 있는 사람이 술과 수면제를 함께 섭취하면 증상은 더 심해지며 술과 수면제가 호흡 중추를 심하게 억제해 무호흡 상태에서 벗어나지 못하게 될 수도 있습니다. 더욱이 장시간 저산소 상태에 있게 되면 심장과 뇌를 비롯한 여러 가지 장기가 손상을 입습니다. 그러니 술과 수면제는 치명적인 결과를 초래할 수 있는 위험천만한 조합임을 꼭 기억하시기 바랍니다.

우울증과 불면증

불면증과 우울증이 유의미한 상관관계를 맺는다는 것을 알려주는 연구 결과는 많습니다. 존스홉킨스 의과대학 졸업생 1,053명을 34년간 추적, 분석한 연구에 따르면 의과대학을 다닐 때 불면증을 앓은 경험이 있는 경우 우울증이 발병할 위험이 두 배 정도 높은 것으로 파악되었습니다. 그 밖에 수면의 질이 낮고 수면 시간이 일곱 시간 미만일 경우에도 우울증의 발병과 일정한 상관관계가 있었습니다. 예를 들어 젊은 남성이 불면증을 앓는 경우 우울증과 정신질환에 걸릴 위험이 30년 이상 지속되었습니다.[2]

위의 연구 결과에서도 알 수 있듯이 불면증은 우울증을 비롯한 정신과적 질병으로 이어질 수 있습니다. 이때 우울증은 불면증으로 인한 합병증으로 볼 수 있는데 불면증으로 우울증까지 오는 경우 사회생활에도 부정적인 영향을 미칠 수밖에 없습니다. 1997년 미국에서 발표된 연구 결과에 따르면 불면증을 앓고 있는 사람은

---

2   Chang PP, Ford DE, Mead LA, Cooper-Patrick L, Klag MJ.Insomnia inyoungmen andsubsequentdepression.TheJohnsHopkinsPrecursorsStudy.Am J Epidemiol. 1997 Jul15;146(2):105-14.)

사회적·직업적 기능을 발휘하는 데에도 어려움을 겪었습니다.[3]

이를 뒷받침하는 근거로 수면장애와 업무 수행이 어떤 연관성이 있는지 분석한 연구가 있는데 연구 결과에 따르면 불면증이 있는 경우 직업을 잃을 위험이 4.56배 증가했고 수면 시간이 과도하게 긴 경우에도 업무장애를 초래할 위험이 2.96배 상승한 것으로 나타났습니다. 불면증 또는 과도하게 긴 수면 기간은 업무 수행을 방해할 여지가 있으며 이것은 결과적으로 상당한 사회적·직업적 손실을 가져올 수 있습니다.[4]

상식적으로 생각해도 충분히 수면을 취하지 못하면 뇌가 쉬지 못해 예민해질 수밖에 없으며 그런 상태에서는 업무 능률이 오르기 어렵습니다. 더구나 불면증은 나이를 가리는 질환이 아니며 정도가 심한 경우 사회적, 직업적 성취를 저해할 수 있습니다. 그러한 악순환은 우울증을 야기해 전반적인 삶의 질을 떨어뜨릴 수 있습니다. 따라서 정신과적인 질환이 아니더라도 정서적인 어려움과

3   (Simon GE, VonKorff M.Prevalence,burden,andtreatmentof insomnia inprimarycare.Am J Psychiatry. 1997 Oct;154(10):1417-23.)

4   (BØRGE S IVERTSEN, SIMON ØVERLAND, STA °LE PALLESEN, BJØRN, BJORVATN, INGER HILDE NORDHUS, JOHN GUNNAR MÆLAND, ARNSTEIN MYKLETUN. Insomnia and long sleep duration are risk factors for later work disability. The Hordaland Health Study. J Sleep Res. 2009Mar;18(1):122-8.)

불면증을 겪는다면 조기에 적극적으로 치료해야 합니다.

　한편, 불면증 치료를 위해 우울증 약을 처방하기도 하는데 이때 주의해야 할 부분이 있습니다. 이럴 때 사용하는 우울증 약은 어디까지나 보조적인 수단이라는 점입니다. 이러한 사례의 주인공이 불면증으로 수면클리닉에 내원한 소희 씨인데, 불면증으로 10여 년간 약물을 복용하고 있는 상태였습니다. 소희 씨는 잠들기가 힘든 불면 증상으로 집 근처의 의원에서 수면제를 처방받아 복용하기 시작했다고 합니다.

　하지만 몇 개월이 지나도록 효과가 없자 다른 병원으로 옮겨서 치료를 받았고 그 과정에서 약이 조금 늘어나거나 바뀌었다고 합니다. 약이 바뀌고 나면 처음 며칠 동안은 효과가 있다가 이후에는 약을 먹어도 잠이 잘 오지 않고 자주 깨는 등의 수면장애를 겪으면서 이후에는 기억력까지 저하되었다는 것이 소희 씨의 설명이었습니다.

　그렇게 네 번에 걸쳐 병원을 옮겼고 그때마다 약이 조금씩 바뀌었는데 현재는 처방받은 약을 먹으면 다음 날 아침 두통이 있고 머리가 멍한 느낌이 든다며 부작용을 호소했습니다. 여기에 변비 및 구강건조증, 소변을 보기 힘든 증상까지 겹치며 다수의 부정적 신체 반응을 보였는데 이때 처방받은 약 중 우울증 치료제가 들어있었습니다. 이 부분에 대해 소희 씨는 왜 그 병원에서 우울증 약을 주었는지 이해가 잘 되지 않는다는 반응을 보였습니다.

사실 소희 씨처럼 불면증 환자들이 우울증 치료제를 처방받아서 복용하는 경우가 드물지는 않습니다. 불면증 환자들에게 우울증 치료제를 처방하는 이유는 그 속에 잠이 오는 성분이 들어있기 때문입니다. 하지만 우울증 치료제는 수면을 유도하기 위해 보조적으로 사용하는 것이지 근본적으로 불면증을 치료해 주지는 못합니다. 물론 일반적인 수면제에 비해 중독성이 적은 것은 사실입니다. 하지만 스스로의 힘으로 잠을 자는 것이 아니라 약물에 의존하고 있다는 점에서는 수면제를 복용하는 것과 별 차이가 없기도 합니다.

또한 우울증 치료제 중 불면증을 치료 목적으로 사용을 승인받은 약은 없다는 점도 유의해야 합니다. 다만 우울증 환자 중 불면 증상이 있는 경우에는 우울증 치료제를 쓰는 것이 좋은 선택이 될 수 있으며 그 반대의 경우 우울 증상이 없는 불면증 환자에게 우울증 치료제를 쓰는 것은 여러 가지를 고려해 신중하게 결정해야 합니다.

수면과 치매

불면증이 치매를 유발할 수 있다는 말 들어보셨나요? 기억력 저하로 시작되어 가장 심각한 지경에 이르는 병이 우리가 잘 아는 알츠하이머 치매입니다. 이 병의 가장 큰 특징은 점차 기억을 잃어가는 것입니다. 중증 치매 환자가 아무것도 모르는 어린아이처럼 행동하는 것을 TV 등 다양한 미디어를 통해 많이 보셨을 겁니다. 그런 증상을 보이는 이유를 의학적으로 설명하면 뇌 속에 생기는 독성물질 때문입니다. 이 물질은 고약하게도 뇌세포를 파괴하고 점차 기능을 잃어가게 만듭니다. 이것이 우리가 말하는 치매의 실체입니다.

잠을 못 자는 것과 치매는 어떤 상관이 있을까요? 불면증과 치매 발병의 상관관계를 직접적으로 연구해 결과를 발표한 사례는 아직 없습니다. 하지만 쥐를 대상으로 잠을 잔 경우와 그러지 못한 경우를 비교한 연구가 있는데, 이는 깨어있는 동안 뇌 속에 만들어진 노폐물이 뇌 밖으로 얼마나 빨리 배출되는가를 비교한 것입니다. 연구 결과 수면 시간 동안 뇌 속에 쌓인 노폐물이 씻기는 것으로 밝혀졌습니다. 그리고 이때 제거되는 물질이 바로 치매를 일으키는 주요 원인 물질입니다.

잠든 뇌가 노폐물을 씻어내는 방식은 우리가 집 청소를 할 때 좀 더 수월하게 청소할 수 있도록 집 안의 물건들을 한쪽에 밀어두는 것과 비슷한 양상을 보입니다. 즉, 잠을 자면 신경세포 간의 틈새가 넓어지고 일종의 '배관 시스템'에 의해 뇌의 노폐물이 씻기는 원리입니다.

게다가 잠을 충분히 잘 잘수록 치매의 원인물이 제거되는 속도도 더 빨라지는 것으로 나타났습니다. 이 결과를 미루어 보면 잠을 잔다는 것이 깨어있는 동안 생성된 독성물질을 제거해 뇌 기능을 회복시키는 작용임을 알 수 있습니다. 반대로 충분히 수면을 취하지 못한다면 노폐물이 축적되면서 치매 발병 위험이 높아진다는 것을 알 수 있습니다.[5]

불면증과 여러 가지 신체질환

불면증은 여러 신체적, 정신적 질환을 유발하며 수면클리닉에 내

---

5 (Lulu Xie, Hongyi Kang, Qiwu Xu, Michael J. Chen, Yonghong Liao, Meenakshisundaram Thiyagarajan, John O'Donnell, Daniel J. Christensen, Charles Nicholson, Jeffrey J. Iliff, Takahiro Takano, Rashid Deane, Maiken Nedergaard. Sleep Drives Metabolite Clearance from the Adult Brain. Science. 2013)

원하는 환자들 중에도 불면증 때문에 다양한 신체질환에 시달리는 경우를 종종 볼 수 있었습니다.

예를 들어 55세 여성인 경애 씨는 불면증으로 10여 년간 고생한 끝에 치료를 위해 수면클리닉에 내원했습니다. 경애 씨는 불면증 외에도 목, 어깨, 허리 등 신체 여러 곳에서 통증을 느껴 별도로 치료를 받고 있다고 했는데 그러다 보니 수면제를 비롯해 통증을 줄여주기 위한 여러 가지 약을 복용하고 있었습니다.

경애 씨는 정신이 예민해서 잠이 안 오기도 하지만 자려고 누우면 목이나 어깨에 통증을 느껴 잠들지 못한다고도 토로했습니다. 불면증 환자 중에는 경애 씨처럼 신체 여러 부분에서 통증을 느껴 고생하는 분들이 있습니다. 이것은 만성 불면증일수록 더 흔하며 이때 동반되는 질환 중 하나가 근육통입니다. 이는 섬유근육통증후군이라 부르며 신체 여러 부분에서 통증을 느끼는 증상을 보이는데 심지어 해당 부위를 누르면 심한 통증을 호소하기도 합니다.

그렇다면 불면증과 통증 간에는 어떤 관련이 있을까요? 이것도 불면증 환자가 갖는 생리적인 특성 때문일까요? 우선 수면의 기능을 생각해 보면 쉽게 이해가 될 것입니다. 잠을 잘 때 우리 몸의 여러 장기는 휴식을 취합니다. 이때 당연히 근육도 쉬는데 근육이 쉰다는 것은 이완된다는 뜻입니다. 주먹을 쥐고 자는 사람은 없다는 것을 떠올리면 이해하기가 더 쉬울 것입니다.

그런데 불면증이 있는 사람, 특히 정신적인 스트레스가 심한 사람은 평소에도 몸의 여러 부분에 힘이 들어가 있습니다. 정도가 심한 사람은 자신도 모르게 어깨를 조금 들어 올리고 있기도 합니다. 그런 상태로 몇 시간을 보내면 근육은 쉽게 지칠 수밖에 없습니다. 특히 이런 사람들은 잠을 잘 때도 어깨에서 힘을 빼지 못합니다. 즉, 어깨 근육이 쉴 틈이 없는 것입니다. 근육에 힘이 들어가 있다는 것은 수축 상태라는 것을 의미하며 이 상태에서는 피가 통하지 않습니다. 다시 말해 근육 속의 노폐물이 빠져나가지 못하고 그대로 쌓인다는 뜻입니다. 그러면 결국 근육에 탈이 날 수밖에 없습니다. 그 결과로 나타나는 것이 해당 부위의 통증인 것입니다.

이런 상태가 오래가다 보면 만성적으로 통증을 느끼는 지경에 이르며 이것은 불면증을 심화시키고 불면증이 통증을 심화시키는 상승 작용을 일으킵니다. 즉, 불면증 환자들은 생리적으로 여러 가지 통증이 수반되기 쉬운 특성을 가지고 있습니다. 따라서 이 부분을 바꿔주어야 불면증을 극복할 수 있습니다. 불면증 환자를 치료할 때 정신적인 이완을 유도하고 시간이 날 때 스트레칭을 자주 하도록 권하는 것도 이런 까닭입니다.

이와 관련하여, 근육통을 앓고 있는 사람의 수면 상태와 턱관절

장애 간의 연관성을 규명한 연구가 있습니다. 연구 결과에 따르면 얼굴 통증의 세기와 수면의 질 사이에 유의미한 관련성이 있었습니다. 특히 섬유근육통증후군이 있을 경우 낮 동안 피로와 졸음을 느끼는 정도가 더 심했고 수면의 질도 매우 낮은 것으로 나타났습니다.[6]

그렇다면 불면증은 근육통하고만 관련이 있을까요? 물론 아닙니다. 근육통도 괴롭긴 하지만 잠을 자지 못하는 사람들을 괴롭히는 지독한 통증 중 하나가 바로 두통입니다. 자고 나도 머리가 맑지 않고 무겁다고 이야기하는 불면증 환자들은 매우 흔하며 어떤 사람은 머리가 조이는 듯이 아프다고 이야기하기도 합니다.

물론 두통이 반드시 불면증과 연관되는 것은 아닙니다. 두통은 매우 흔한 통증이며 그 원인도 다양합니다. 다만 불면증 때문에 심해지기도 하는데, 이때 양질의 수면을 취하면 두통 증상은 호전됩니다.

불면증과 두통의 연관성을 연구한 논문들 역시 학계에 발표되어 있는데 여러 연구 결과를 종합하면, 두통 중에서도 편두통과 긴장성 두통 그리고 불면증 간에 밀접한 관련이 있는 것으로 나타났습

[6] Pimentel MJ, Gui MS, Reimão R, Rizzatti-Barbosa CM. Sleep quality and facial pain in fibromyalgia syndrome. Cranio. 2014.

니다. 특히 불면증이 있는 경우 두통이 생길 위험도가 그렇지 않은 경우에 비해 1.4~1.7배 높았는데 정도가 심하고 빈번하기까지 한 두통이 생길 위험성은 2~2.6배 더 높았습니다.[7]

두통은 근육통과도 관련이 있습니다. 특히 잠을 못 잤을 때 느끼는 두통은 근육통과 매우 관계가 깊습니다. 그 이유는 우리의 머리, 즉 두피 아래에도 근육이 있기 때문입니다. 잠을 자지 못하면 당연히 두피에 붙어있는 근육도 쉬지 못하고, 머리는 자연히 긴장 상태를 유지합니다. 이때 두피 아래의 근육이 장시간 긴장된 채 이완되지 못하면 통증을 일으킵니다. 더구나 이런 경우에는 통상적인 두통약이 잘 듣지 않습니다. 오히려 근육통에 맞는 두통약이 더 잘 맞습니다. 이럴 때, 뭉쳐서 아픈 두피 아래의 근육을 마사지로 풀어주면 두통을 완화시키는 데 도움이 됩니다. 두피 마사지가 불면증 치료에 효과가 있다는 것은 이런 경우를 두고 하는 말입니다.

이처럼 잠을 제대로 자지 못하면 우리 몸은 여러 가지 복합적인 문제를 일으킵니다. 안타까운 점은 상당수의 사람들이 불면 증상을 사소한 것으로 생각하거나 정신적인 어려움 때문으로 보는 경

---

7 Uhlig B, Engstrøm M, Odegård S, Hagen K, Sand T. Headache and insomnia in population-based epidemiological studies. Cephalalgia. 2014.34(10):745-51.

향이 있다는 것입니다. 이것은 객관적 사실과 거리가 멀며, 그러한 인식 또한 바뀌어야 합니다.

불면증은 근육통 및 두통 외에도 다양한 신체질환을 유발하는데 노르웨이와 핀란드 연구자들이 1995년부터 2008년까지 2만 4,715명을 대상으로 연구한 바에 따르면 불면증은 불안증, 우울증, 섬유근육통증, 관절염, 두통, 천식, 심장질환, 골다공증과 연관된 것으로 드러났습니다.[8]

특히 불면증이 심장마비와 관련되어 있다는 점은 주목할 만합니다. 이것은 조금만 들여다보면 쉽게 원리를 이해할 수 있는데 불면증 자체가 신체의 스트레스 반응을 증가시키고, 스트레스가 심해지면 심장의 기능 역시 떨어지기 때문입니다. 불면증과 수면 부족이 건강에 미치는 위험과 피해는 막대합니다. 따라서 적극적으로 불면증을 해결하기 위해 노력해야 합니다.

---

8   Børge Sivertsen et al. 2014.

▶▶ 수면장애의
모든 것

너무 많이 자는 것도 문제가 될까?

수면장애라고 하면 보통 잠을 못 자는 증상을 떠올리지만 수면 시간이 과다하게 긴 것도 장애에 속합니다. 수면클리닉에 내원한 환자 중 평일에는 여덟에서 아홉 시간 정도를 자고 주말에는 몰아서 열두 시간을 자기도 한다는 분이 계셨는데 이 경우 역시 수면장애에 해당됩니다.

보통의 성인에게 권장되는 평균 수면 시간은 여섯에서 여덟 시간 정도입니다. 그런데 평소에 여덟에서 아홉 시간을 자는 데도 주말에 열두 시간을 몰아 잔다면 정상보다 수면 시간이 많은 과다 수면증을 의심할 수 있습니다. 대체로 아홉 시간 이상 잠을 자는 경우 수면 시간이 긴 편이라고 이야기합니다. 그렇게 잠을 자는데도 불구하고 주말에 몰아서 더 잠을 자야 되는 정도라면 비정상적으로 수면 시간이 길다고 볼 수 있습니다.

수면 시간이 과다한 분의 이야기를 들어보면 야간 수면의 질이 떨어져 있는 경우가 많습니다. 이 문제를 해결하려면 수면의 질을 높여야 하는데 그러려면 수면의 질을 떨어뜨리는 원인을 찾아야 합니다. 보통 흔한 수면 질환 중 하나인 수면무호흡증 때문에 깊은 잠을 못 자는 경우가 많은데 정확한 원인을 개인이 관찰해서 알기는 어렵습니다. 이때는 수면클리닉에 내원해 수면다원검사를 받아 보는 것이 가장 정확합니다. 또 만약 야간에 충분히 깊은 잠을 자는데도 수면 시간이 지나치게 길다면 깨어있는 낮 시간에 뇌에서 각성 작용을 하는 신경전달물질이 충분히 나오지 않는 것을 의심해볼 수 있습니다. 신경전달물질은 낮에 깨어있도록 해주는 물질로 뇌에서 충분히 나오지 않을 경우 뇌가 잠에서 깨는 기능이 약해지기 때문에 과수면이 발생할 수 있습니다.

과수면증은 한마디로 말해 자도 자도 잠이 부족한 것처럼 느끼는 증상으로, 청소년기부터 시작되는 경우가 많습니다. 만약 10대 이후부터 심한 졸음 때문에 어려움이 있었고 잠을 오래 자야 한다면 과수면증일 가능성에 대해서도 알아볼 필요가 있습니다. 이때 가장 정확한 것은 수면다원검사를 통해 정확히 진단한 후 결과에 따라 치료 계획을 세우는 것입니다.

한편, 일찍 자는데도 아침에 일어나는 것을 유독 힘들어하는 경우가 있는데 이 역시 과다 수면증에 포함될 수 있습니다. 대표적인 증상으로는 잠에서 깨도 바로 일어나지 못하고 침대에서 벗어나기까지 시간이 걸리는 것을 들 수 있습니다.

아침에 쉽게 일어나지 못하는 이유는 크게 세 가지로 나눠볼 수 있습니다. ① 수면의 질 자체가 떨어져 있어 긴 시간 동안 잠을 자더라도 피로가 풀리지 않는 경우, ② 기면증을 포함한 과다 수면증이 있는 경우, ③ 수면 리듬이 흐트러져 있어 잠드는 시간대가 뒤로 밀리며 늦게 잠을 자는 경우입니다. 이 같은 원인들 때문에 불편감이 지속된다면 평소 수면 위생 습관을 지키며 수면 리듬을 바로잡는 노력이 필요합니다. 만약 개인적인 노력에도 증상이 개선되지 않는다면 수면다원검사와 인지행동치료 등 적절한 검사와 치료를 받아보는 것이 좋습니다.

수면장애는 개인적인 노력으로도 증상을 완화시킬 수 있습니다. 하지만 개인 스스로의 노력만으로 개선되지 않는다면 전문가의 정확한 진단과 치료를 받는 것이 좋습니다. 특히 숙면에 대한 관심도가 상승하면서 이를 겨냥한 여러 마케팅 전략들이 범람하고 있는데 그것은 정확한 원인을 모르는 상태에서 요행으로 문제를 해결하려는 것과 같습니다. 따라서 상술에 기대기보다 안전하고 효과적인 전문 의료진의 진단과 처방을 받는 것이 좋습니다.

낮에도 졸음이 쏟아진다면

수면 시간이 길고 그것이 일상생활에 현저하게 영향을 미칠 정도라면 우선 기면증을 의심해 볼 필요가 있습니다. 다만 잠이 많은 것과 기면증은 조금 다른데 그것을 구분하는 몇 가지 기준이 있습니다. 첫 번째로 잠을 충분히 길게 자고 일어나서 하루를 보낼 때 졸음이 쏟아지지 않는다면 기면증일 가능성은 떨어집니다. 이것을 바꿔서 말하면 충분히 또는 지나치게 많은 잠을 자고 나서도 깨어 있는 동안 또다시 졸음이 쏟아진다면 기면증을 의심해 볼 수 있다는 뜻입니다.

그 외에 탈력발작이라는 증상을 보일 경우 기면증일 가능성이 있습니다. 탈력발작이란 심하게 웃거나 갑자기 화를 낼 때 즉, 감정적인 변화가 있을 때 신체 일부분의 근육에서 힘이 빠지는 증상을 말합니다. 이것은 기면증일 때 특정적으로 나올 수 있는 증상이며 우리가 일상적으로 가위눌림이라고 부르는 증상이 아주 잦은 빈도로 나타날 경우에도 기면증을 강력하게 의심해 볼 수 있습니다. 정리하면 일상을 방해할 정도로 지나치게 졸음이 쏟아지거나 탈력발작, 잦은 가위눌림 증상이 있다면 반드시 기면증을 의심하고 이에 대한 적절한 진단과 치료를 받아야 합니다.

탈력발작은 갑자기 힘이 빠지면서 쓰러지기 때문에 간질(뇌전증)과 비슷해 보이기도 합니다. 하지만 간질과 달리 탈력발작은 증상이 나타나는 중에도 의식은 유지되므로 간질발작과는 구별됩니다.

탈력발작은 기면증의 대표적인 증상으로 손꼽히지만 모든 기면증 환자가 탈력발작을 일으키는 것은 아니며 항상 심한 것도 아닙니다. 특히 기면증 초기부터 나타나는 것이 아니라 졸음 증상이 먼저 발현된 후 병이 더 진행되면서 나타나는 경우도 있습니다.

탈력발작이 동반된 기면증일 경우 졸음을 줄여주는 약 외에도 탈력발작을 막아주는 약물을 함께 복용해야 합니다. 더구나 탈력발작은 예측할 수가 없기 때문에 그만큼 본인이나 주변 사람들에게 위험하고, 따라서 더욱 적극적으로 치료할 필요가 있습니다.

탈력발작 외에 기면증을 의심해 볼 수 있는 증상으로는 낮잠을 너무 깊이 자는 경우가 있습니다.. 예를 들어 적당히 잤는데도 낮에 졸리는 분들이 있습니다. 그럴 때 30분에서 한 시간 정도 낮잠을 자고 일어나는데 그때 너무 푹 잠들어서 비몽사몽 상태에서 일어난다면 기면증일 가능성이 있습니다. 통상적으로 이것이 기면증의 첫 증상이며 식사 직후나 수업 중, 심지어 운전 중에 갑자기 몽롱해지면서 잠에 빠져들 수 있습니다. 기면증은 환경과 상관없이 자신도 모르게 갑자기 졸음이 찾아오기 때문에 큰 사고가 나는 등 일상생활에 장애가 될 수 있습니다. 따라서 단순히 잠이 많은 정도로 생각해서는 안 됩니다.

우선 기면증이 의심되면 밤잠을 검사하는 수면다원검사와 낮잠을 검사하는 수면잠복기 반복검사를 통해 진단을 내립니다. 일단 기면증으로 확인되면 상태에 따라 행동치료, 약물치료를 시행해야 합니다.

참고로 낮잠을 자더라도 30분 이상 자면 깊은 수면 단계까지 진행하게 되며 그 상태에서는 잠에서 깨더라도 두뇌가 바로 정상화되지 않습니다. 머리가 멍하고 업무 능률도 떨어지므로 낮잠은 15분 내외로 짧게 자는 것이 이후 활동을 위해 좋습니다.

제때 잠들기 어렵다면

누구나 고민거리 또는 걱정거리가 있어서 잘 때가 되어도 잠이 오지 않을 수 있습니다. 이렇듯 잠 드는 데에 문제가 있는 입면장애의 경우 가장 좋지 않은 대처 방법이 수면제를 먹는 것인데 수면제 복용은 단기간 도움이 되지만 근본적인 해결책은 될 수 없습니다. 불면의 원인이 스트레스이므로 수면제는 근본적으로 해결책이 될 수 없고 우선 스트레스를 줄이려는 노력이 선행되어야 합니다.

그 밖에 밤늦게 운동을 해서 몸을 피곤하게 만든 뒤 잠을 자려는 분들도 계신데 격한 운동은 오히려 잠이 오는 것을 방해할 수 있습니다. 운동은 수면에 도움이 되지만 잠자리에 들기 4시간 전에는 운동을 마쳐야 하고, 낮에는 밝은 곳에서 활동하면서 충분히 일광에 노출되는 것이 좋습니다. 피로하다고 해서 낮에 누워서 보내는 일은 없어야 합니다. 또한 야간에는 최대한 조명을 어둡게 하고 신체적, 정신적으로 자극이 되는 행동을 피해야 합니다. 우선 이 방법을 시도해 보고 그래도 문제가 해결되지 않는다면 수면클리닉에 방문해 잠과 관련된 여러 가지 문제에 대해 도움을 받고 치료를 받아야 합니다.

입면장애의 원인은 뇌파에서도 찾아볼 수 있습니다. 의학적으로 불면증과 관련해 뇌의 이상을 살펴보는 가장 좋은 방법은 뇌파를 측정하는 것입니다. 잠은 뇌에서 조절하기 때문입니다. 특히 수면다원검사는 잠을 자려고 할 때, 잠이 들 무렵, 수면 중, 그리고 자다가 잠에서 갑자기 깰 때 뇌파에 어떤 변화가 있는지 볼 수 있습니다.

불면증 환자들을 대상으로 수면다원검사를 해보면, 잠자리에 누워 잠을 청할 때 뇌파에서 특이한 점을 발견하게 됩니다. 정상인이라면 10분 정도 지나면 각성 상태에서 많이 나타나는 알파파는 줄어들고 세타파가 늘어나면서 수면 상태로 진입하게 되는데, 불면증 환자들은 이런 변화가 일어나지 않을 뿐 아니라 시간이 걸려 어느 정도로 세타파가 나타나다가도 갑자기 알파파가 무리 지어 나타나면서 잠을 깨워버립니다. 또 아주 힘들게 잠에 들었더라도 수면 중에 알파파가 나타나면서 잠이 얕아지다가 결국 깨는 증상을 보입니다. 이런 잠을 잔 불면증 환자분께 어떻게 주무셨는지 여쭤보면 잠을 거의 못 잤을 뿐 아니라 주변 소음도 다 들리고 주위에서 어떤 일이 있었는지도 다 알 수 있었다고 대답하십니다.

잠들 무렵 혹은 수면 중에 알파파가 나타나는 사람들은 뇌의 일부가 지속적으로 깨어있어 완전히 잠들지 않는 분들입니다. 그러니 잠의 깊이가 얕고, 자고 나도 개운하지 않은 것입니다. 이런 분들이 수면제를 복용하면 처음 얼마 동안은 효과가 있습니다. 수면제가 뇌파를 느리게 만들기 때문입니다. 즉, 수면 중에 나타나는 알파파를 느리게 만들어 깨어있다는 느낌을 줄여주는 것인데 이것은 근본적인 해결 방법이 아닙니다. 수면제를 사용하면 얕은 잠을 어느 정도는 깊게 만들 수 있지만, 동시에 수면제가 깊은 잠인 서파수면으로 진행되는 것도 막기 때문에 수면의 질이 향상되기 어렵기 때문입니다.[9]

수면 뇌파가 이런 패턴을 보이는 사람들은 평소에도 성향이 예민한 편입니다. 그래서 자려고 누워서도 생각이 많고 생각을 멈추기가 힘들기 때문에 입면장애를 갖게 되는 것입니다. 이런 분들은 스스로 추정하는 수면 시간(실제로 잔 시간)과 수면다원검사에서 뇌파를 기준으로 판정한 수면 시간 사이에 상당한 차이가 있습니다. 그리고 대체로 수면의 효율은 떨어져 있고, 깊은 잠을 잘 때 나오는 뇌파는 나타나지 않습니다. 이런 불면증 환자에게는 '수면 상태를 지각하지 못하는 문제(수면 상태 오지각)'가 있다고 보며 최근에는 이를 '역설적 불면증'이라고 부르고 있습니다.

---

[9] 약물 이외에도 자연스러운 방법으로 각성뇌파(알파파)가 잠들 무렵 혹은 잠자는 중에 나타나지 않게 만들어 주면 숙면을 취할 수 있다. 즉 뇌파를 변화시키면 불면증을 치료할 수 있고, 이런 취지로 개발되어 사용되는 것이 바로 뇌파 치료이다.

가위눌림도 수면장애?

수면마비의 사전적 정의는 잠이 들려고 할 때나 잠에서 깨려고 할 때 전신 근육이 마비되는 증세를 말합니다. 말 그대로 몸이 마비되어 움직이지 못하는 증상인데 좀 더 쉽게 설명하면 가위눌림이라고 이해하면 됩니다.

아마 가위눌림은 대부분의 사람들이 한두 번은 경험해 보셨을 것입니다. 하지만 이 가위눌림이 수면장애의 일종이라는 것은 잘 모르는 분들이 많은데요. 가위눌림의 영어 명칭은 'sleep paralysis'로 우리말로 번역하면 수면마비입니다. 이 가위눌림은 우리가 잠을 잘 때 렘수면, 즉 꿈을 꾸는 상태에서 발생합니다. 렘수면 상태일 때 우리 몸은 힘이 다 빠지면서 마비 상태가 되는데 어떤 이유로 이 상태에서 갑자기 깨게 되면 머리는 깼지만 몸은 깨지 않은 상태가 됩니다. 이때 수면마비, 우리말로는 가위눌림 증상이 나타나는 것입니다. 그래서 가위눌림 자체는 어떻게 보면 생리현상의 일부분에 약간의 착오 내지는 에러가 생기면서 나타난 현상이라고 할 수 있습니다.

그러다 보니 머리는 깨어있는데 몸은 움직이지 않는 당황스러운 경험을 하게 되는 것인데 가위눌림이 있을 때 많은 분들이 가장 걱정하는 것은 '내가 숨을 쉬지 못하는 거 아닌가' 하는 부분입니다. 하지만 가위눌림이 있어도 호흡이나 심장, 근육은 다 정상적으로 작동하기 때문에 생명에 지장이 있는 경우는 없습니다.

다만 그 상태 자체가 상당히 공포스러운 것은 맞습니다. 그래서 어떤 분은 버둥거리며 깨기도 하고 어떤 분은 가위눌림 상태에서 숨을 쉬지 못한다고 생각해 마비가 풀리면 숨을 몰아쉬기도 합니다. 따라서 굉장히 불안한 경험임에는 틀림이 없습니다.

사실 가위눌림은 대다수의 경우 스트레스와 관련이 많습니다. 스트레스 때문에 깊게 잠을 자지 못하거나 수면 단계 조절에 에러가 생기면서 가위눌림을 겪는 것인데요. 렘수면에서 갑자기 깨면서 발생하는 증상이므로 이런 에러가 일어나지 않도록 하는 것이 중요합니다.

그럼 왜 이런 에러가 일어나는 걸까요? 가장 흔한 원인은 스트레스, 그리고 카페인이 함유되어 있는 음료나 음식의 다량 섭취입니다. 그 밖에 음주 또는 수면 유지를 방해하는 여러 가지 수면질환이 원인이 되기도 합니다. 그중에는 수면무호흡증도 있고요. 즉 코를 골다가 숨을 쉬지 못하는 문제 등 여러 가지 원인들이 복합적으로 작용한다고 보시면 됩니다. 그래서 가위눌림이 반복될 때는 이런 요인들을 줄이려는 노력을 해볼 필요가 있고 좀 더 자세히 알아보기 위해서는 수면다원검사를 받을 수 있습니다.

만약 10대 청소년이 가위눌림을 자주 경험한다면 그때는 여러 가지를 좀 더 확인해 보아야 하는데 만약 그 학생이 낮 동안 심한 졸음을 느낀다면 기면증도 의심해 봐야 합니다. 흔히 기면증에 가위눌림이 동반되고 그로 인해 공포스러운 경험을 하게 되는 경우가 있기 때문입니다. 즉, 가위눌림이란 스트레스 또는 기면증 같은 수면질환 때문에 발생하는 증상으로 이해하면 됩니다.

잠꼬대가 심하다면

잠꼬대는 수면 중 본인은 인지하지 못하는 말이나 소리를 내는 것을 말합니다. 잠꼬대의 정확한 원인은 아직 밝혀지지 않았지만 피로, 잦은 각성, 수면 박탈 등에 의해 잘 유발됩니다. 사실 잠꼬대는 정상적으로 일어날 수 있는 수면 중의 생리현상일 수 있습니다. 다만, 잠꼬대에 어떤 행동이 동반된다면 렘수면 행동장애, 야간 간질 발작 등에 동반되는 증상일 가능성을 의심하고, 해당 질환을 치료해야 합니다.

잠꼬대를 줄이려면 생활 속에서 스트레스와 불안감을 해소하기

113

위해 노력하고, 매일 같은 시간에 일어나고 잠을 자며, 충분한 잠을 자도록 노력해야 합니다. 자기 전 음식을 많이 먹는 것은 도움이 되지 않으며, 잠꼬대할 때 옆에서 안심시켜 주는 사람이 있으면 좋습니다.

사실 잠꼬대 정도는 별문제 아니라고 생각하시는 분들도 많습니다. 하지만 해당 증상들은 심각한 다른 질환에 동반되는 증상일 수도 있으므로 정도가 과하다 싶다면 전문가의 진단을 받아봐야 합니다. 특히 심한 잠꼬대에 이상 행동이 동반된 경우라면 당사자보다 주변 사람들의 우려와 피로도가 높아지므로 반드시 정확한 진단과 치료를 받으시길 바랍니다.

일례로 기면증이 있는 경우 낮 동안 심한 졸음과 수면 중 가위눌림, 잠꼬대 등이 함께 나타날 수 있습니다. 이것을 간단하게 알아볼 수 있는 자가 진단법이 있는데 다음의 각 문항에 졸지 않는다 0점, 약간 존다 1점, 많이 존다 3점을 척도로 기면증 평가 점수를 매겨보면 현재 상태를 알 수 있습니다.

만약 총 10점이 넘는다면 보다 정확한 진단이 필요하므로 수면 클리닉에 방문할 것을 권합니다.

```
┌─────────────────────────────────────────────┐
│                기면증 자가 진단                 │
│  ─────────────────────────────────────────   │
│                                               │
│  ① TV를 볼 때                                  │
│  ② 앉아서 대화할 때                            │
│  ③ 오후에 누워서 쉴 때                         │
│  ④ 점심 식사 후 앉아있을 때                    │
│  ⑤ 공공장소에 앉아있을 때                      │
│  ⑥ 차 안에서 신호를 기다릴 때                  │
│  ⑦ 차 뒷자리에 한 시간 이상 앉아있을 때        │
│  ⑧ 앉아서 독서할 때                            │
│                                               │
└─────────────────────────────────────────────┘
```

나와 타인을 위협하는 몽유병

보통 잠꼬대를 하다가 팔을 허우적거리는 등 약간의 행동이 동반되는 경우에는 렘수면 행동장애를 의심합니다. 그런데 그보다 더심한 경우가 수면 보행증, 흔히 몽유병이라고 불리는 증상입니다. 수면 중 잠꼬대를 하는 정도가 아니라 걷기와 같은 행동이 동반된다면 수면 보행증을 의심해볼 수 있는데, 이는 비교적 10대 초반에많이 나타나며 나이가 들면 자연스럽게 줄어듭니다. 하지만 자면서 이동을 하면 가구나 유리문 등에 부딪쳐 크게 다칠 위험이 있기 때문에 반드시 치료가 이뤄져야 합니다. 따라서 수면 보행증과 같은 증상이 반복된다면 수면클리닉을 찾아가 전문가의 진료를 받으시길 바랍니다.

일전에 심한 몽유병 증상을 보이는 분이 따님의 손에 이끌려 수면클리닉에 내원한 적이 있었습니다. 당시 58세였던 희수 씨는 1년 전부터 불면증이 있어서 집 근처 가정의학과에서 수면제를 처방받아 복용했다고 합니다. 수면제를 복용하면 잠이 잘 왔기 때문에 특별한 생각 없이 매일 복용하던 중, 희수 씨의 딸이 엄마가 약을 먹고 자다가 방에서 나와 냉장고에서 음식을 꺼내어 먹는 것을 목격했다고 합니다. 처음에는 '배가 고파서 그런가 보다'라고 생각했으나 움직임도 이상하고 정신도 없는 상태에서 행동하는 것처럼 보여 불러봤는데 대답을 제대로 하지 않는 것이 너무 이상해 수면클리닉을 찾게 되었다고 설명했습니다.

희수 씨가 복용한 약의 성분명은 '졸피뎀'이었는데 최근에 자주 쓰이는 수면제 중 하나입니다. 반감기가 짧은 편이고 기존 벤조디아제핀계 수면제에 비해서는 근이완 작용 등의 부작용이 적어 흔히 처방되는데 그럼에도 이 약물을 복용한 환자에게서 드물지 않게 몽유병과 비슷한 부작용이 나타나고 있습니다. 희수 씨처럼 일어나서 걸어 다니기도 하고, 무엇인가를 먹으려 하기도 합니다.

이와 관련된 연구 논문을 살펴보면 해당 약물뿐 아니라 다른 수면제를 복용한 경우에도 이와 유사한 부작용이 나타나는데 그것은 약물이 그 환자에게 맞지 않기 때문입니다. 따라서 그때는 약물 복용을 중단해야 하며 이런 환자의 경우 약물이 아닌 인지행동치료로 불면증을 극복해야 합니다.

수면제를 복용한 후 자다가 일어나서 이상한 행동을 한다는 것은 언론에도 보도가 된 바 있습니다. 이 몽유병 증상 중에는 폭식을 하거나 전화를 걸고, 심지어는 자동차를 몰고 나가는 행동도 있다고 합니다. 그러면 주변 사람들은 이런 행동에 당황하지만 정작 본인은 그 행동을 기억하지 못하는 경우가 많고 기억하더라도 일부만 기억하는 특징을 보입니다.

앞서 말했듯 대개 몽유병은 사춘기 이전의 소아에게서 발생하는 것으로 흔히 보고되며 대다수의 경우 나이가 들어 뇌가 성숙하면 몽유병이 저절로 사라지기 때문에 안전과 관련한 문제만 주의시키고 특별한 약물치료는 하지 않는 것이 보통입니다. 그런데 수면제를 복용한 상태에서 나타나는 몽유병은 성인에게서 나타나는 경우가 절대다수고 상황에 따라 자신이 다치거나 다른 사람을 다치게 할 위험이 있기 때문에 특히 주의가 필요합니다.

그렇다면 수면제를 복용했을 때 왜 이런 증상이 생기는 걸까요? 몽유병을 유발한다고 알려진 수면제는 그 작용 시간이 짧은 것이 특징입니다. 두 시간에서 다섯 시간 이내의 짧은 반감기를 가진 수면제는 복용 직후 잠을 오게 하는 특징이 있고 아침에 일어날 무렵에는 혈중 농도가 급격히 낮아져 있어, 자고 일어난 후에도 머리가 맑지 않고 졸리는 부작용이 없습니다. 그래서 제약회사들은 작용 시간이 짧은 수면제를 개발하는 데 주력해 왔습니다.

그런데 짧은 반감기에 따른 단점도 있습니다. 그중 하나가 뇌를 불완전하게 잠들게 한다는 것입니다. 그래서 뇌의 어떤 부분은 수면제의 영향으로 잠들었지만 다른 부분은 수면제의 혈중 농도가 떨어지면서 깨어나게 됩니다. 그 부분이 작용해 사람이 일어나서 움직이게 만들었음에도, 다른 쪽 뇌는 여전히 잠들어 있어 자신이 한 행동을 기억하지 못하는 것입니다.

그렇다면 이 문제를 어떻게 해야 할까요? 수면제에 의한 몽유병은 아주 드물게 보고되고 있으며, 사람에 따라 나타나기도 하고 그러지 않기도 합니다. 그래서 개인차가 있다고 보고 있습니다. 만약 특정 수면제 복용 후 증상이 나타난다면 그 수면제는 복용하지 않아야 합니다. 담당 의사와 상담한 후 좀 더 작용 시간이 긴 약물을 처방받는 것도 한 방법입니다.

만약 약물 복용 후 수면 보행증이 생겼다면 몇 가지를 고려해 보아야 합니다. 그중 가장 중요한 것이 수면 유지를 방해하는 다른 수면질환은 없는지 살펴보는 것입니다. 가장 흔한 것이 폐쇄성수면무호흡증인데 이 증상은 잠자는 중 호흡에 지장이 생겨 잠에서 깨는 일이 자주 생기는 것이 특징입니다. 즉, 잠에서 자주 깨다 보면 불완전한 상태로 잠에서 깨게 되고 이 때문에 몽유병과 같은 행동을 할 수 있습니다. 또 주기성사지운동증이 있는 경우에도 잠을 자면서 다리를 차고 그 때문에 잠에서 깨게 됩니다. 만약 이와 같은 수면질환이 의심된다면 수면다원검사를 통해 정확한 진단을 받고 결과에 따른 치료를 받아야 합니다.

그 외 낮 동안 카페인이 들어있는 각성 음료를 많이 마셨다면 그 후 수면제를 복용하고 잠들었다고 하더라도 각성 작용으로 한밤중에 깨는 일이 생길 수 있습니다. 또 잠들기 전에 술을 마셨다면 술이 깨면서 잠도 같이 깨게 됩니다. 이런 경우 카페인, 술과 같이 수면 유지를 방해하는 음료를 끊는 것도 수면제 복용 후 생기는 몽유병을 피할 수 있는 방법입니다.

그 밖의 다양한 수면장애들

○ 위식도역류

위식도역류의 대표적인 증상은 수면 중 기침을 하는 것입니다. 위식도역류가 있는 경우 위산이 식도를 타고 목구멍까지 올라와 위산에 포함된 강한 산성 성분이 목을 자극해 기침을 하게 되고 그러다 보니 자고 일어나면 목이 칼칼하고 아픈 증상을 보입니다. 만약 이러한 증상이 있다면 내과에서 진료를 받으시길 바랍니다.

그 밖에 과도하게 땀을 흘린다면 위식도역류증을 의심할 수 있습니다. 수면 중 땀을 흘리는 것 자체는 방이 덥거나 두꺼운 침구를 사용하는 등 수면 환경에 따라 좌우될 수 있기 때문에 그냥 지나치기 쉽습니다. 하지만 야간 발한이 지속된다면 폐경, 당뇨 등의 질환이나 복용 중인 약물에 의한 반응일 수 있습니다. 특히 야간 발한에 체중 감소가 동반된다면 암이나 감염질환에 의한 증상일 수 있으므로 병원에 방문해 정확한 진단을 받아봐야 합니다.

○ 관상동맥질환 등 심장질환

나이가 들면서 체중이 늘면 그전에는 없던 코골이가 생기는 경우가 있습니다. 이럴 때 수면의 질이 낮아지며 잠을 자도 피곤이 풀리지 않는 것처럼 느끼기도 하는데 실제로 체중 증가는 수면의 질을 떨어뜨리기도 합니다.

체중이 늘면 기도 주변도 살이 찌기 때문에 코골이가 심해질 수 있습니다. 여기에 음주나 흡연까지 한다면 기도 조직을 부어오르게 해 코골이 수면무호흡증이 더 악화될 수 있습니다. 코골이 수면무호흡증은 양압기 치료가 가장 효과적인데 양압기 마스크를 쓰고 자면 코로 바람이 불어 들어와 기도가 열리면서 자는 동안 호흡이 편안해집니다. 호흡이 편해지면 혈압이 낮아지고 신진대사가 좋아져 체중 감소에도 도움이 될 것입니다. 만약 고혈압, 심장질환, 관상동맥 질환 등이 있는데 코를 곤다면 정확한 진단과 치료가 필요하므로 주변 수면클리닉에서 수면다원검사를 받아보시기 바랍니다.

○ 주기성사지운동증

새벽까지 잠이 오지 않아 컴퓨터나 휴대폰 등 디지털 제품을 사용하다 잠이 드는 분들이 많습니다. 사실 이것이 수면을 방해하는 습관이라는 것은 대부분 잘 알고 있습니다. 그래도 억지로 누워있는 시간이 아까워서 잠이 오기 전까지 자꾸 사용하신다는 분들이 있는데 그중에는 팔다리 신경이 예민해져 마사지기를 돌리면서 잠이 든다는 분들도 계십니다. 그런 경우 전자기기에서 전자파가 흘러서 그런 건가 궁금해하시는데 전자파가 우리 몸에 어떤 영향을 미치는지에 대해서는 여러 가지 이론과 추측이 있습니다. 여기서 '추측'이라고 하는 이유는 그 결과 자체가 확정적으로 검증되지는 않았기 때문입니다. 하지만 대체로 '전자파가 우리 몸에 좋지는 않을 것이다'라고 생각하고 있는 상황이며 아마 이 부분에 대해서는 많은 분들이 동의하실 것입니다.

그래도 팔다리 신경이 예민해지는 증상이 전자파 때문이라고 확언하기는 어려울 것 같습니다. 다만 수면의학에서는 잠이 들 때 팔다리 쪽에 뭔가 불편한 느낌이 드는 상황에서 마사지를 해주거나 두드려주면 뻗거나 움직일 때 증상이 호전되는 수면질환이 있습니다. 그것을 하지불안증후군이라고 하는데 특히 자는 동안 다리를 움직이는 것을 주기성사지운동증이라고 합니다.

이런 수면질환은 잠드는 것을 방해하기 때문에 수면클리닉에서 진료를 받는 것이 좋습니다. 어떤 문제가 있는지 정확히 진단할 수 있고 거기에 따라 적절한 치료 계획도 세울 수 있기 때문입니다. 또 철분이나 다른 영양소가 부족하면 해당 증상이 나타날 수 있기 때문에 이런 부분들을 확인하는 것도 필요합니다. 전자기기에서 나오는 전자파 때문이라고 생각할 수도 있으나 의학적으로 정확히 검증된 원인은 아니기 때문에, 어떤 식으로든 수면에 문제가 있고 안전하고 정확하게 해결하고 싶으시다면 수면클리닉에 방문하실 것을 권해드립니다.

○ 사망

아마 많은 노인분들이 큰 병에 걸리지 않고, 병원 신세 지지 않고 지내다가 '잠자는 중에 죽고 싶다'라는 생각을 하실 것입니다. 게다가 어떤 시인은 '잠은 작은 죽음'이라는 말도 했지요. 잠들면 의식이 없어지고, 주변에서 일어나는 상황에 대처하지 못한다는 점에서 그렇게 생각할 수도 있을 것입니다. 그렇다면 잠을 자던 중 돌아가신 분들에게는 정말 어떤 일이 있었을까요? 물론 부검을 해 보면 사망 원인이 무엇인지 알 수도 있지만 수면의학의 견지에서 는 다음의 몇 가지를 생각해 볼 수 있습니다.

가령 어떤 질환은 밤이 되면 더 악화가 됩니다. 이것은 밤이 되 면서 부교감신경계의 기능이 우세해지는 것과 관련이 있습니다. 특히 천식과 기흉 등 호흡 관련 질환이 악화되는데 밤에 천식이 악 화되어 기침을 하면 잠을 거의 못 자기도 하지만, 심하면 잠을 자던 중 천식발작이 와서 숨을 쉬지 못해 사망에 이를 수도 있습니다.

또한 수면 중 심장질환이 악화되어 사망하는 경우도 있는데 수

123

면 구조상 새벽에 가까워질수록 꿈을 꾸는 렘수면이 늘어나며 렘수면 중에는 교감신경계가 우세해지기 때문에 호흡이 불규칙해지고 심장박동도 빨라지면서 부정맥이 생기기 쉽습니다. 또 수면무호흡증이 있는 환자는 렘수면 중에 수면무호흡이 더 심해지면서 수축기 혈압이 200 이상 올라가기도 합니다. 이때 혈압이 급격히 올라가면서 뇌혈관이 터지면(뇌졸중) 사망에 이를 수 있습니다.

즉, 수면 중에 자율신경계의 변화가 일어나면서 신체질환이 악화될 수 있고, 심한 경우에는 죽음에 이를 수도 있는 것입니다. 그래도 어떤 분들은 병원에 장기간 입원해서 고생하다 죽지 않고 짧은 시간 안에 돌아가시는 것이 낫다는 말씀도 하시지만, 잠을 자다가 죽는 것은 대개 병으로 죽는 것이므로 평화롭게 죽는 것이라고 말하기는 힘듭니다.

2부

숙면하고 싶은

당신을 위한

수면 혁명

▶▶ 나는 몇 점짜리 잠을
자고 있을까?

불면증, 이렇게 진단한다

어떤 질환이든 의사를 만나서 진찰을 받는 것이 가장 중요합니다. 수면질환을 앓고 있는 경우, 수면질환 전문의사를 만나 본인의 불면증 증상이 어떤지, 얼마나 오래되었는지에 대해서 묻고 답을 들으면서 불면증 환자가 가진 병의 실체에 다가가게 됩니다. 그러고는 이를 토대로 어떤 검사가 추가로 더 필요한지를 결정합니다.

수면 문제는 밤에 일어나지만 낮 생활에 큰 영향을 주고받습니다. 그래서 낮에 어떻게 생활하는지를 살펴야 합니다. 또한 환자가 복용하고 있는 약물이나 건강보조식품 그리고 카페인이나 술과 같이 수면에 영향을 미치는 물질에 대해서도 문진을 해야 합니다. 우울증, 불안증과 같은 다른 정신과적인 문제가 있는지 평가하는 것도 진단 과정에서 중요한 요소입니다.

그 외 내과적, 외과적 질환으로 인한 통증도 잠을 방해하므로 이들 질환을 치료하기 위해서 복용하는 약물 중 불면증을 유발하거나 악화시키는 것이 있는지도 살펴봐야 합니다. 불면 증상으로 인해 수면클리닉을 방문할 때에는 자신이 복용하는 약물이나 처방전을 가지고 가는 것이 좋습니다.

수면 문제는 자는 중에 일어나므로 환자는 자신의 증상을 정확히 알 수 없습니다. 그래서 함께 자는 사람이 환자에게 코골이나 호흡곤란이 있는지, 수면 중에 특별한 움직임은 없는지, 낮 동안 얼마나 힘들어하는지 등을 살펴주어야 합니다.

수면클리닉에 방문할 경우 수면 상태를 정확하게 진단할 수 있도록 도와주는 수면 설문지를 작성하게 되는데, 이 설문 조사는 환자의 정확한 상태를 파악하고 잠과 관련된 정보를 모으는 데 도움이 됩니다. 그래서 수면의학에서는 환자의 수면 상태와 관련된 여러 가지 문항의 질문지를 활용합니다. 이런 질문지들은 불면증의 양상과 심한 정도를 평가하기 위한 목적도 있고, 다른 수면질환이 함께 있는지 미리 알아보기 위해 시행되는 측면도 있습니다. 특히 환자가 자신의 불면증과 그 증상들에 대해서 어떤 생각을 가지고 있는지 파악하는 것이 중요하기 때문에 향후 이 내용은 불면증인지행동치료에 대한 계획을 세울 때도 활용되며, 마지막으로 치료 시작 전과 치료 완료 후 질문지 평가 점수를 비교해 치료 성과를 확인하는 용도로도 사용합니다.

불면증 자가 진단, 어떻게 할 수 있나?

불면증은 문자 그대로 잠을 제대로 자지 못하는 상태를 말합니다. 그런데 잠을 얼마나 자지 못해야 병이라고 할 수 있는지, 그리고 나에게 불면증이라는 병이 있다면 얼마나 심한 상태인지 궁금해하시는 분들이 있습니다. 또, 지금 나에게 있는 불면증이 일시적인 것이고 시간이 지나면 좋아질 테니 조금 더 참고 기다리면 되는 수준인지, 이미 의학적으로 문제가 되는 상황이니 수면질환 전문의사를 찾아가서 적극적인 도움을 받아야 하는 상황인지 궁금할 수 있습니다.

그런 분들을 위해 수면질환별로 환자 스스로 증상의 심한 정도를 평가할 수 있는 자기 기입식 척도를 소개합니다. 이 척도를 활용하면 불면증 자가 진단이 어느 정도는 가능합니다. 스스로 해당 항목을 체크하고 채점하면서 불면증 여부와 심한 정도를 어느 정도

불면증 정도 척도

※ 지난 1개월 동안 다음의 항목들을 얼마나 자주 겪었는지 빈도별로 V 표시해주세요.
· 거의 그렇다 : 주 4~5회 이상
· 자주 : 주 2~3회
· 가끔 : 월 3~4회
· 거의 없다 : 월 2회 이하

		거의 없다 (1점)	가끔 (2점)	자주 (3점)	거의 그렇다 (4점)
1	잠자리에 누운 후 잠들기까지 30분 이상 걸린다.				
2	잠자리에 누우면 정신이 더욱 또렷해지거나 공상이 많아진다.				
3	잠든 후 자주 깬다.				
4	잠을 자면서도 여러 생각이 들거나 복잡한 꿈을 꾼다.				
5	이른 새벽에 깬 후 더 자고 싶으나 다시 잠들기가 어렵다.				
6	아침에 일어난 후 정신이 흐릿하며 맑지 못하다.				
7	낮에 쉽게 피곤하고 집중력이 떨어진다.				

→ 해당 점수 합계가 16점 이상인 경우는 임상적인 불면증으로 간주함.

2부 — 숙면하고 싶은 당신을 위한 수면 혁명

는 확인할 수 있습니다.

우선 지난 한 달 동안 해당 항목과 같은 일을 얼마나 자주 겪었는지 표시합니다. 한 달이라는 기간은, 불면증이라고 하려면 적어도 일정 기간 동안 상태가 지속되어야 하므로 산정한 것입니다. 2~3일 잠을 못 자는 것을 불면증이라고 한다면 전 국민이 불면증으로 진단될 수도 있을 것입니다.

어떤 상태가 한 달 정도 지속되고 있다면 이후에도 지속될 가능성이 높고, 한 달 동안이나 그 사람의 생활에 악영향을 미쳤다고 볼 수 있으므로 그 상태가 원인이 되어 문제가 생기고 있다고 볼 수 있습니다. 그래서 한 달이라는 기간 동안 불면증과 관련된 문제가 얼마나 자주 발생했는지를 평가합니다.

우선 1번 항목은 잠드는 과정의 문제를 평가합니다. 대부분의 불면증 환자는 잠드는 데 시간이 오래 걸리는 것을 참기 힘들어합니다. 30분을 넘어가면 잠이 쉽게 들지 않기 때문에 심적으로 큰 고통을 겪습니다. 잠들기 어려운 상태가 지속되면 2번 항목처럼 정신이 또렷해지고 공상이 많아짐을 느낍니다. 그것은 오히려 뇌가 각성되는 상태인데 이런 증상이 지속되면 정말 잠들기 힘들어집니다.

3번 항목은 수면이 잘 유지되는지 물어보는 항목입니다. 자주 깨면서 수면이 유지되지 않으면 잠의 질은 떨어질 수밖에 없습니다. 사람은 잠을 자는 동안 1단계, 2단계 수면과 깊은 잠인 서파수면 그리고 렘수면 순서대로 잠이 깊어지고 이것이 일정한 주기로 반복됩니다. 이들 수면 사이클이 잘 유지되어야 깊은 잠을 잘 수 있고 잠을 자는 동안 몸과 정신이 잘 회복될 수 있습니다. 그런데 자다가 중간에 깬다는 것은 이런 수면 사이클이 깨졌다는 뜻입니다.

이렇게 자다가 중간에 깨는 사람들은 4번 항목과 같이 자는 중에도 여러 가지 생각이 들거나 복잡한 꿈을 꿉니다. 꿈을 꾸는 것 즉, 꿈 자체가 문제라기보다는 뇌가 꿈을 잘 기억하는 상태가 되어 있다는 것이 더 문제라고 할 수 있습니다. 3번과 4번 항목처럼 수면 유지에 문제가 있는 불면증은 단순 불면증이 아니라 잠을 방해하는 어떤 수면질환이 동반되어 있을 가능성이 높고, 이런 질환을 찾기 위해서 수면다원검사가 필요할 수도 있습니다.

수면의 기능은 우리의 몸과 정신을 회복시키는 것입니다. 수면이 충분하지 못하다면 5번과 같이 아침 기상 후에도 더 자고 싶은 생각이 들 것입니다. 그럼에도 잠이 들지 않는 모순된 상태가 된다면 더 괴롭겠죠. 많은 불면증 환자들이 아침에 일찍 깨어 피로함에도 다시 잠들지 못하는 상태를 호소합니다. 우리 몸에서 수면을 조절하는 시스템에 결함이 생겼다고 볼 수 있습니다.

6번과 7번 항목은 불면증의 결과입니다. 정신이 회복되지 않았으므로 6번 항목처럼 아침에 정신이 맑지 못합니다. 그리고 7번 항목과 같이 낮에 피로를 느끼고 집중력이 떨어집니다. 우리가 어떤 상태를 질병이라고 하는 것은 그것이 궁극적으로 삶의 질을 떨어뜨리고 장기적으로 여러 가지 위험을 야기하기 때문입니다. 불면증은 밤에 겪는 질환이지만 그 영향은 낮에도 나타납니다. 낮 동안 피로와 무기력감이 지속되면 우울증과 같은 다른 질환으로 발전할 위험도 있습니다.

마지막으로 각 항목별 점수를 합산하여 16점 이상이 되면 임상적으로 불면증이 있다고 볼 수 있습니다. 일반인이 스스로 자가 진단을 해보았을 때 이 점수 이상이 된다면 꽤 심한 불면증이 있다고 보아야 합니다. 왜냐하면 자가 진단에 사용된 설문지는 상당히 분명하고 심한 증상들만을 물어보고 있기 때문입니다. 그리고 4점을 받게 되는 '거의 그렇다'의 경우 주 4~5회 빈도로 출현하는 것입니다. 이 정도로 심한 것이 네 개 이상이라면 심각한 불면증 상태로 보아야 합니다.

실제로 수면질환 전문의사가 진료할 때는 환자의 수면과 관련된 여러 가지 측면을 문진해서, 설문지에는 나타나 있지 않은 항목에 대해서도 질문을 하게 됩니다. 그래서 불면 증상이 심하지 않은 경우도 진단할 수 있고, 다른 수면질환에 의한 불면 증상도 진단하게 됩니다.

수면 리듬을 평가해 보자

수면은 일종의 리듬입니다. 그리고 생활의 한 부분이기도 합니다. 하루 동안의 생활을 파악하지 않고서는 야간 수면 혹은 불면을 설명할 수가 없습니다. 그래서 언제 자고 언제 일어났는지, 언제 식사했는지, 언제 어떤 운동을 하는지, 그 외 잠에 영향을 미칠 수 있는 다양한 활동들에 대해서 매일매일 기록하는 것이 좋습니다. 이것은 잠과 관련된 모든 활동 일기인데 이를 수면일지라고 합니다.

그렇게 수일에 걸쳐서 수면일지가 작성되면, 치료자는 이를 분석해서 어떤 패턴을 찾아냅니다. 수면일지를 활용하면 뇌의 생리적 특성상 잠이 오는 시간대, 불면증의 심한 정도와 요일별 변화, 잠에 영향을 주는 행동 등 다양한 요소들을 파악할 수 있습니다. 또한 이를 토대로 잠을 잘 자기 위해서 어떤 노력을 해야 할지를 환자에게 구체적으로 제시할 수 있습니다. 특히 불면증 환자 스스로 수면일지를 적어보면 자신의 수면 문제가 얼마나 나쁜지 체감할 수 있으며 치료자가 내리는 지침을 더 잘 이해하고 따를 수 있습니다.

수면일지

[예시] 아래 표시 방법을 참고하여 수면과 활동 양상에 대해 아래 그림과 같이 표기하세요.

월	일	요일	정오	오후											자정	오전										
				13	14	15	16	17	18	19	20	21	22	23		1	2	3	4	5	6	7	8	9	10	11
1	1	월	M		■			E		M	D	↓	■	■	■	■	■	■	■	■	↑	M	C			S

[표시 방법]

↓: 잠자리에 든 시각 (눕는 행동/취침)　　↑: 잠자리에 나온 시각 (일어남/기상)　　■: 잠잔 시간

* 기타 수면에 영향을 주는 사항을 간단한 기호 또는 단어로 표시하세요.

식사: M / 커피·차·음료수: C / 투약: D / 운동: E / 음주: A / 흡연: S

주간 수면 일지

월	일	요일	정오	오후											자정	오전										
				13	14	15	16	17	18	19	20	21	22	23		1	2	3	4	5	6	7	8	9	10	11

월	일	요일	정오	오후											자정	오전										
				13	14	15	16	17	18	19	20	21	22	23		1	2	3	4	5	6	7	8	9	10	11

○ 수면 리듬 장애 유형: 수면위상이 지연된 경우

수면일지를 통해서 파악하는 중요한 수면 정보 중 하나가 잠이 오는 시간과 잠에서 깨는 시간입니다. 우리의 수면을 조절하는 신체기관은 뇌입니다. 잠이 오기 위해서는 수면 유도 물질인 멜라토닌이 뇌에서 분비되어야 합니다.

그런데 멜라토닌이 분비되는 시간대는 사람마다 차이가 있습니다. 어떤 사람은 멜라토닌이 지나치게 늦게 분비됩니다. 가령 멜라토닌 분비가 시작되는 시간이 새벽 세 시인 사람은 자정 무렵에도 졸음을 느끼지 못합니다. 자정에 잠자리에 누워도 세 시간이 지날 때까지는 잠들지 못합니다. 이런 경우를 수면위상이 지연되었다고 합니다. 이런 분들은 쉽게 잠이 들지 못하는 불면 증상을 경험하며 새벽 세 시가 되어서야 간신히 잠들기 때문에 아침에 잘 일어나지 못합니다. 그럼 어떻게 해결해야 할까요? 이렇게 수면위상이 지연된 경우에는 광치료와 멜라토닌으로 치료를 해야 합니다.

○ 수면 리듬 장애 유형: 수면위상이 전진된 경우

수면위상이 지연되는 경우가 있다면 그 반대도 있습니다. 멜라토닌이 지나치게 일찍 분비되는 경우인데 저녁 여덟 시만 되어도 멜라토닌이 분비되기 시작하면 초저녁부터 심한 졸음을 느끼게 됩니다.

만약 이 시간대에 잠이 들어 여섯 시간을 잔다고 하면 새벽 두 시에 잠에서 깨게 됩니다. 그렇게 되면 이미 여섯 시간을 잤기 때문에 다시 잠들기가 힘듭니다. 사실 새벽 두 시에 깨서 할 수 있는 일은 거의 없습니다. 그러다 보면 답답하고 불편함을 느끼게 되는데 이것은 아침에 일찍 깨서 다시 잠들지 못하는 유형(조조각성)의 불면증으로 분류됩니다. 이 유형은 노인에게서 흔히 나타나며 이런 경우에는 시간대를 달리하면서 광치료를 시행해 치료합니다.

○ 활동기록기를 이용한 정밀 검사

수면일지는 비교적 쉽게 작성할 수 있습니다. 그러나 사람의 기억에 의존해야 하기 때문에 정확하지는 않습니다. 특히 언제 잠들고 깼는지 명확하게 알기는 어려운데 그렇다고 매일 밤 수면다원검사를 시행할 수는 없는 일입니다. 그래서 비교적 간편하게 잠들고 깬 시간을 추정할 수 있는 기계가 개발되었는데 바로 활동기록기입니다. 시계처럼 손목에 착용할 수 있으며 장치 속에 삽입되어 있는 센서가 사람의 움직임을 기록합니다. 이때 움직이지 않은 시간은 잠을 잔 것으로 간주합니다. 물론 아주 정확하지는 않지만 여러 날 동안 수면 패턴의 변화를 평가하는 데는 매우 유용합니다. 즉, 활동기록기를 사용하는 동시에 수면일지를 작성해 해석하면 보다 정확한 진단이 가능합니다.

수면클리닉에서도 활용하는 스마트워치

의료기기인 활동기록기를 대신할 수 있는 것이 요즘 널리 쓰이는 스마트워치입니다. 여러 회사에서 시계 모양의 스마트기기를 출시하고 있는데, 이들 기기는 사람의 움직임, 심장박동 패턴 등을 수집하고 인공지능 등으로 분석합니다. 그 결과 낮 동안 활동 정도(걸음수)와 수면 상태에 대한 정보를 제공합니다. 스마트워치가 활동기록기를 완전히 대체할 수는 없지만, 매일 매일의 수면 및 활동 상태에 대한 상당히 유용한 정보를 제공하기 때문에 수면클리닉 진료시에도 스마트워치 정보를 활용하고 있습니다.

예를 들어 수면클리닉을 방문하는 환자분들 중에는, 평소 수면시 스마트워치를 착용하고 잔 후 그 기록을 진료실에서 보여주시는 분들이 있습니다. 이를 통해서 객관적인 수면 상태를 평가할 수 있는데, 1주일 이상 장기간의 수면 패턴을 확인할 수 있으며 성능이 발전된 최근 기종 중에는 수면 중 혈중 산소 농도를 측정해서 보여주는 장치가 있어 이를 통해 수면 중에 산소 농도가 지속적으

139

로 감소하는 패턴을 보이는 수면무호흡 증상이 동반되어 있는지 알아볼 수 있습니다.

이 경우에 정식 수면다원검사를 통하여 수면무호흡증을 확진할 수 있는데, 수면무호흡증으로 진단받고 양압기 치료를 진행하는 중에도 스마트워치를 통해 수면 상태를 파악하여 양압기 치료가 잘 되고 있는지 평가하기도 합니다.

▸▸ 수면의 질을 높이는 '수면 위생' 지키기

오늘부터 실천하는 수면 위생법

수면 시간이 여섯에서 일곱 시간 정도 되는데 거의 한두 시간 단위로 자다 깨다를 반복하는 분들이 있습니다. 그런 분들은 아침에 출근해서 오후가 되면 극심한 피로감을 느끼는데요. 잠을 보충하고자 쉬는 날 낮잠을 자려고 해도 잠이 깊게 들지도 않고 항상 깨어 있는 것 같은 상태가 유지되는 분들도 있습니다.

이런 분들은 수면 유지 장애를 앓고 있는 것인데 이 문제를 치료하기 위해 가장 간단하게 해볼 수 있는 것이 바로 수면 위생을 지키는 것입니다. 수면 위생이란 수면의 질을 향상시키기 위한 좋은 수면 습관을 말합니다. 다음으로 소개해드리는 수면 위생법은 비교적 간단한 습관들이니 지켜보시고 수면 유지 장애가 좋아지는지 체크해 보시기 바랍니다.

첫 번째, 기상 시간을 일정하게 지키는 것이 필요합니다. 일단 한번 일어나면 절대 눕거나 다시 잠을 자서는 안 됩니다. 낮 동안 계속 필요한 활동을 하는 것이 숙면에 도움이 됩니다.

두 번째, 침대에는 잠들 때만 누워야 합니다. 침대에서 휴대폰을 하거나, 업무를 보거나 TV를 보는 등의 행동은 침대를 잠자는 곳이 아닌 여가 생활을 하는 곳으로 인식하게 만들어 수면의 질을 떨어트리게 됩니다. 따라서 침대에는 잠잘 때만 눕는 원칙을 세우는 것이 좋습니다.

세 번째, 잠들기 전 휴대폰이나 컴퓨터 등 영상기기의 사용은 가급적 하지 않는 것이 도움이 됩니다. 잠들기 두 시간 또는 한 시간 전부터 가능한 한 영상기기나 휴대폰 등을 사용하지 않는다면 수면의 질이 훨씬 좋아지고 수면 유지 장애 치료에도 많은 도움을 받을 수 있을 것입니다.

오늘 밤 숙면하고 싶다면 따라 해보세요

○ **운동**

앞에서 과도한 운동은 오히려 숙면에 방해가 된다고 언급했는데, 격렬하지 않은 적당한 운동은 숙면에 도움이 되기도 합니다. 그런데 '적당히'가 어느 정도인지 정하는 게 생각보다 쉬운 일은 아닙니다. 사람에 따라 적당한 정도가 다르니까요.

그래서 저의 경우 점진적으로 운동량을 늘려보라고 이야기합니다. 평소의 운동량을 기준으로 10%씩 늘려가며 몸에 무리가 되지 않는 수준을 찾아보기를 권하는데 해보신 분들은 알겠지만 운동은 타이밍이 중요합니다. 밤늦게 하는 운동은 수면에 방해가 되므로 가급적 해가 떠있는 시간에 운동하는 것을 추천드립니다.

○ **일광욕**

운동까지는 아니더라도 산책 역시 숙면에 도움이 됩니다. 특히 산책을 할 때 햇볕을 쬐면 비타민D와 세로토닌 합성을 촉진시켜 건강에 이로울 뿐 아니라 수면 유도 물질인 멜라토닌을 생성해 불면증 예방과 완화에 도움이 될 수 있습니다. 따라서 시간적 여유가 있다면 낮에 햇볕을 쬐며 산책을 하거나 일광욕을 즐겨보시기 바랍니다.

○ 미온수 샤워

잠들기 두 시간 전쯤 족욕이나 반신욕을 해주면 올라갔던 체온이 서서히 떨어지면서 잠들기 쉬운 상태가 됩니다. 그래서 수면에 도움이 되는 거고요. 하지만 38℃ 이상의 뜨거운 물은 각성 효과가 있으므로 취침 직전 입욕은 오히려 숙면을 방해할 수 있습니다. 따라서 취침 직전에는 반신욕보다는 35℃ 정도의 미온수로 가벼운 샤워를 즐기는 게 좋습니다.

○ 아로마 테라피

아로마 오일은 화학 성분이 혼합되어 있으므로 100% 식물성 오일인 에션셜 오일을 사용해야 긴장 해소와 수면 유도를 통해 숙면에 도움을 줄 수 있습니다. 대표적인 에센셜 오일에는 라벤더, 재스민, 캐모마일, 시더우드 등이 있습니다. 나무 막대에 에센셜 오일을 적셔 인센스 스틱을 만들거나 베갯잇에 한두 방울 정도를 뿌려 사용할 수 있고 목욕물에 네다섯 방울 정도를 떨어뜨리면 입욕제로도 활용 가능합니다. 샤워 후에는 에센셜 오일 소량을 보디로션에 섞어 사용해도 좋습니다.

숙면에 좋은 명상 이완요법

잠을 제대로 자지 못하면 다음 날 여러 가지 좋지 않은 결과를 얻는 경우가 많습니다. 불면증 환자들은 이런 일을 매일 겪기 때문에 잠이 오지 않는 상황에 대해서 극도로 불안을 느끼는데 이때 긴장도가 올라갑니다. 그래서 불면증 환자의 긴장을 낮추는 것, 즉 이완을 유도하는 것은 매우 중요합니다.

이완이란 스트레스를 느끼지 않는 편안한 상태라는 뜻으로 불면증 환자는 이완 상태를 찾으려는 노력을 해야 합니다. 그럼 어떻게 해야 할까요? 우선 스스로 언제 가장 편안함을 느끼는지 알아야 합니다. 예를 들어 산책을 하거나 좋아하는 사람과 함께 있을 때, 무언가를 먹을 때, 운동을 할 때, 책을 읽을 때, 영화를 볼 때 등 사람마다 편안함을 느끼는 순간은 다릅니다. 그래서 자신이 언제 가장 편안함을 느끼는지를 알고 그런 활동들을 하면 이완에 도움이 됩니다.

긴장과 스트레스로 잠을 이루지 못한다면 스스로에게 이완의 시간을 주는 것이 아주 중요합니다. 우선 이 방법으로 이완된 시간을 가진 후 이어지는 이완요법을 사용하면 숙면에 도움이 될 것입니다. 다만 글을 통해 어떤 기법을 배우는 것은 무척 어려운 일이므로 찬찬히 읽어보고 인내심을 갖고 적용해 보시기 바랍니다. 그러면 분명 얻는 것이 있을 것입니다.

○ 복식호흡법

사람은 긴장을 하면 얕고 빠른 호흡을 하는 특징이 있습니다. 깊은 잠을 자고 있는 갓난아이의 경우 가슴이 아니라 주로 배를 이용해 호흡하는데, 사실 이것이 가장 잘 구현된 복식호흡입니다.

복식호흡이란 횡경막을 이용해서 호흡하는 것을 말합니다. 횡경막이 내려가면 배는 올라오는데, 처음 복식호흡을 할 때는 배꼽 위에 한 손을 얹고 다른 한 손은 가슴에 올려 호흡하면서 어느 쪽 손이 오르내리는지를 살피는 것이 좋습니다. 그렇게 천천히 규칙적으로 호흡하면서 배를 더 많이 부풀리는데, 호흡은 처음에는 6초에 한 번 정도 하는 것이 좋으며 3초 동안 들이쉬고 3초 동안 천천히 내쉬는 것이 가장 좋습니다.

반복적으로 복식호흡을 하다 보면 긴장이 줄어들고 편안해짐을 느낄 수 있는데 사실 처음에는 잘되지 않습니다. 하지만 여러 번 반복하다 보면 '감'을 익힐 수 있을 것입니다.

○ 심상법

심상법이란 특정한 이미지(심상)를 떠올려서 이완을 유도하는 방법입니다. 누구나 자신이 좋아하는 장면이 있을 것입니다. 그 장면들을 떠올리는데, 그중에서도 특히 마음에 드는 순간들을 고릅니다. 그리고 그 순간을 연속적으로 떠올리는 것입니다.

예를 들어 편안하고 기분 좋은 여행을 한 적이 있다면 그 여행의 여러 장면을 떠올리면서 생각을 이어나가는 것입니다. 경우에 따라서는 몇몇 장면을 더 기분 좋고 만족스러운 형태로 꾸며서 만들어도 됩니다. 이런 방식으로 편안함을 느낄 수 있는 일종의 심상 세트를 만들어 놓고 긴장이 되거나 잠자기 전, 이완을 유도할 필요가 있을 때 꺼내서 활용하면 효과적입니다.

○ 이완요법 실천하기

어떻게 보면 이완요법은 매우 간단한 방법입니다. 그래서 이 정도 방법으로 과연 잠을 잘 수 있을까 걱정하는 분도 계십니다. 그런데 이완요법의 진정한 힘은 반복과 실천에서 나옵니다. 사람은 누구나 일상 속에서 원하든 원하지 않든 정신적으로 긴장을 합니다. 그런 긴장이 쌓이다 보면 스트레스가 생기고 그것이 불안과 불면을 만듭니다. 그러므로 긴장이 쌓일 때마다 이완요법을 동원해 적극적으로 풀어주어야 합니다.

그런데 많은 사람들이 이완의 효용에 대해서는 공감하면서도 그렇게 할 시간이 없다고 말합니다. 의아한 것은 그러면서도 아무 의미 없이 TV를 시청하고, 인터넷 웹 서핑을 한다는 것입니다. 물론 이런 활동들이 긴장을 풀어준다고 이야기할 수는 있습니다. 그런데 그런 활동만으로 잠을 잘 수 없다면 좀 더 적극적인 이완요법을 활용해 보아야 하지 않을까요?

이완요법을 하기 좋은 시간은 스스로 생각해서 정해야 합니다. 만약 없다면 만들어야 합니다. 그런 작은 시도를 반복할수록 큰 변화를 만들어 낼 수 있을 것입니다.

▸▸ 피로를 말끔히 회복시켜주는 밀도 있는 잠

자리에 눕자마자 빠르고 깊게 잠드는 법

많은 불면증 환자들이 잠자리에 들자마자 바로 깊은 잠에 빠지기를 원합니다. 마치 필름이 끊어지듯 자리에 누운 후에는 아무 기억이 없고 깨고 나면 아침이기를 바랍니다. 사실 이분들이 원하는 것은 잠자리에서 수도 없이 뒤척이며 자는 것도 깨어있는 것도 아닌 상태로 온갖 상념에 시달리는 것과 정확히 반대되는 상태입니다.

그런데 정상 수면은 '잠들기까지 10여 분 정도가 걸리고 자는 중에 거의 깨지 않으며 아침에 일어날 때 몸과 정신이 완전히 회복된 느낌이 드는 것'입니다. 즉, 눕자마자 바로 잠이 들지 않는다고 해서 나쁜 것은 아닙니다.

어쨌든 불면증 환자가 정상적인 수면을 취하고 싶다면 몇 가지 적극적인 노력을 해야 합니다. 이를 수면의학에서는 '자극조절요법'이라고 하는데 다소 어렵고 쉽게 연상이 되지 않는 명칭이긴 합니다. 하지만 이름보다는 그 원리를 이해하고 따르는 것이 더 중요합니다. 이에 시간대와 상황 순서대로 번호를 붙여가면서 설명을 드리겠습니다.

○ 잠들기 좋은 상황을 만들어야 한다

이 치료법의 대원칙 중 하나는 앞서 말한 것처럼 잠을 자지 않을 때는 잠자리(침대)에 있으면 안 된다는 것입니다. 그러므로 취침 시간이나 정말 졸려서 잠이 올 것 같은 시간이 되기 전에는 잠자리에 있으면 안 됩니다. 어떤 경우에도 침실 혹은 잠자리가 아닌 다른 장소에서 시간을 보내야 합니다. 이때 가능하면 정신을 덜 자극하는 활동을 하는 것이 좋습니다. 정신적으로 흥분이 되면 아예 잠이 오지 않거나 잠이 오는 데 시간이 너무 오래 걸리기 때문입니다.

○ 아주 졸릴 때 잠자리로 가라

전혀 졸리지 않은데 단지 배우자나 다른 가족이 잠자리에 든다고 해서 본인도 따라서 잠자리로 이동해서는 안 됩니다. 현재 내 몸은 나름대로의 수면 리듬을 가지고 있고 그 리듬을 무시해서는 불면증을 치료할 수 없습니다.

○ 다른 활동은 일체 금지하라

졸려서 잠자리로 이동했다면 다른 활동을 해서는 안 됩니다. 이를테면 침대에 누워서 스마트폰을 보거나 독서를 하거나 내일 할 일에 대해서 고민하는 행동은 절대 금해야 합니다. 만약 잠자리에 누운 지 15분이 지났는데도 잠이 오지 않는다면, 지체 없이 자리에서 일어나 다른 방 또는 장소로 가서 정신을 이완시킬 수 있는 활동을 해야 합니다. 이때 15분이 지났는지 확인하기 위해서 수시로 시계를 봐서는 안 되며 그럴 필요도 없습니다. 그저 그 정도 시간이 지났을 것이라는 느낌이 들면 자리에서 나오면 됩니다.

○ 정신을 이완시키는 다른 활동을 하라

이완요법을 배웠다면 그것을 활용해도 좋고 독서나 조용한 음악을 듣는 것도 좋습니다. 단, 거실 소파에 편하게 기대어 있다가 잠드는 것은 안 됩니다. 다른 장소로 옮겨온 것은 잠을 잘 잘 수 있는 상태를 만들어서 다시 잠자리로 돌아가기 위한 것이며 다른 어디도 아닌 잠자리에서 편안하고 깊게 잠드는 것이 목표임을 잊지 말아야 합니다. 이때 졸음이 온다면 즉시 잠자리로 돌아가야 하며 잠이 들면 성공입니다.

반대로 잠이 오지 않는다면 다시 일어나서 다른 장소로 옮겨야 합니다. 마찬가지로 이완시키는 활동을 하는데 이 패턴을 깊은 잠이 들 때까지 반복해야 합니다. 당연히 쉽지는 않겠지만 이 방법이 '빠르게 잠들고 깊게 잘 수 있는' 가장 효과적인 방법입니다.

또한 기상 시간을 정해놓고 알람을 맞춰놔야 하는데 알람이 울리면 전날 밤에 몇 시간을 잤는지와는 무관하게 바로 자리에서 일어나야 합니다. 그 전날 충분히 잠을 자지 못해 피로하다는 이유로 잠자리에 계속 누워있어서는 안 됩니다.

앞에서 열거한 일련의 행동을 단계적으로 행하는 것은 어떤 사람에게는 아주 어렵고 어떤 사람에게는 아주 쉬운 일입니다. 사실 많은 불면증 환자들이 '과연 이런 방법으로 깊은 잠을 잘 수 있을까' 하는 의구심을 가집니다. 하지만 제대로만 하면 어떤 방법보다도 효과적입니다. 이 치료 방식이 효과적이라는 것은 수십 년간 여러 연구자들에 의해서 입증되었습니다. 그러니 믿고 해보시기 바랍니다. 정말 효과가 있다는 것을 알 수 있을 것입니다.

잠의 밀도를 높이는 법

우리 모두는 매일 밤 어떤 형태로든 잠을 잡니다. 어떤 날은 아주 긴 시간을 잤음에도 전혀 피로가 풀리지 않았다고 느낄 때가 있습니다. 또 어떤 날은 네 시간 정도만 잤는데도 아주 깊은 잠을 잔 것처럼 느끼기도 합니다. 이것은 잠에도 밀도가 있기 때문입니다. '자리에 누우면 필름이 끊기듯이 잠들고, 일어나 보면 아침인 상태'가 바로 '밀도가 높은 잠'일 것입니다.

이런 수면을 만드는 방법 중 하나가 잠자리에서 보내는 시간을 제한하는 것입니다. 이를 수면의학에서는 '수면제한요법'이라고 하는데 이 요법을 교과서대로 현실에서 시행하는 것은 어렵습니다. 그래서 여기서는 수면제한요법을 자세히 다루지는 않을 것입니다. 다만 그 핵심적인 개념을 설명하고 실제로 적용해 볼 수 있는 방법을 제시하는 수준에서 소개하려고 합니다.

우선 예를 들어 설명하겠습니다. 만약 학생들에게 하루 만에 할 수 있는 분량의 숙제를 내면서 일주일의 시간을 준다면 어떻게 될까요? 아마 대다수의 학생들이 처음 6일 동안은 그 숙제를 하는 둥 마는 둥 할 것입니다. 그러다가 마감을 하루 앞둔 시점에 몰아서 그 숙제를 마칠 것입니다. 어떤 경우에는 그마저도 마무리 짓지 못하고 아예 제출을 못 할 수도 있을 것입니다. 그런데 만약 하루의 기한만을 준다면, 아마 숙제를 받은 그 시점부터 하기 시작해서 그날 안으로 마무리를 할 것입니다. 즉, 기회를 충분히 많이 주는 것이 결코 좋기만 한 것은 아니라는 이야기입니다.

잠도 마찬가지입니다. 대부분의 사람들에게 충분한 수면 시간은 여덟 시간 정도입니다. 그런데 하루에 열 시간 동안 잠을 잘 기회를 준다면, 과연 그 열 시간 동안 양질의 잠을 잘까요? 그렇지 않습니다. 초과한 두 시간 동안 잠을 자는 둥 마는 둥 할 뿐만 아니라 제대로 자야 하는 여덟 시간 동안도 제대로 잠을 못 잘 확률이 높습니다. 즉, 잠을 잘 기회를 너무 많이 주는 것이 오히려 독이 되는 것입니다. 따라서 그 사람에게 필요한 수면 시간만 딱 맞춰서 주거나 그보다 조금 적게 잠을 잘 기회를 주는 것이 수면의 질을 높이는 데 더 효과적이며 이를 위해서는 수면을 제한해야 합니다. 그래서 수면제한요법이라고 부르는 것입니다.

그런데 나에게 필요한 수면 시간은 어떻게 정해야 할까요? 그것은 앞서 소개한 수면일지를 적어보면 자연히 알 수 있습니다. 며칠 동안 자신의 수면-각성 패턴을 적다 보면 내가 통상적으로 어느 정도의 수면을 취하는지 파악할 수 있습니다. 그것을 토대로 나에게 필요한 수면 시간을 정하고 잠자리에 드는 시간과 일어나는 시간을 조정하면 되는 것입니다. 단, 이때 나에게 필요한 수면 시간보다 30분 정도 수면 시간을 적게 책정하는 것이 좋습니다. 그래야 제한된 시간 동안 보다 밀도 높은 잠을 잘 수 있기 때문입니다. 그렇게 수면제한 상태를 유지하다 보면 잠의 밀도는 높아질 수밖에 없습니다. 그러면 그때부터 조금씩 수면 시간을 늘리면 됩니다. 이 과정이 순조롭게 진행되면 낮 동안 피로감을 느끼지 않으면서 깊은 잠을 자는 상태로 맞춰갈 수 있습니다. 그렇게 형성된 수면 시간이 그 사람에게 가장 최적화된 수면 시간입니다.

▸▸ 아직도 수면등 켜고
주무세요?

수면 효율을 높이는 최상의 조건

불면증 환자들을 진료하다 보면 그동안 잠을 잘 자기 위해 어떤 노력을 했는지 듣게 됩니다. 대부분 숙면에 도움이 된다는 음식을 구해서 먹었다는 이야기를 하시는데 침실 환경을 좋게 하기 위해서 노력했다는 말을 듣는 경우는 드뭅니다. 하지만 음식 섭취보다 중요한 것이 수면 환경입니다.

불면증 환자가 아닌 정상인도 잠을 잘 자기 위해서는 환경이 좋아야 합니다. 하물며 불면증으로 고생하는 사람에게 좋은 수면 환경은 필수입니다. 우선 잠을 방해하는 요인을 없애고 잠들기 좋은 환경을 만들어야 합니다. 커튼이나 안대를 활용해 빛을 완전히 차단하고 침실 습도는 50%, 온도는 20~22도 내외로 유지하는 것이 좋습니다. 또한 본인의 체형에 맞는 베개와 매트리스를 사용해 편안한 잠자리를 만들어 주는 것이 좋습니다.

밤에 더 깊은 잠을 잘 수 있도록 낮잠은 자제하고 평소 스트레스 관리를 해주며 마음의 안정을 찾는 것도 도움이 됩니다. 숙면에 영향을 줄 수 있는 카페인과 알코올 섭취는 자제하면서 수면질환이 있을 때 적절한 치료를 받는다면 잠의 효율을 높이는 데 도움이 될 것입니다. 이렇듯 적절한 수면 환경 조성은 숙면을 위해 꼭 필요합니다. 아래로 더 자세히 설명해드리는 수면 환경 조성법을 따라 해보며 본인에게 가장 알맞은 환경을 찾아보길 바랍니다.

수면등을 켜고 자도 될까?

수면에 좋은 이상적인 환경은 수면의학적 관점에서도 설명이 가능한데요. 우선 잠을 잘 때는 어떤 빛도 없는 것이 좋습니다. 정말 촛불 하나 켜놓은 정도의 빛도 없는 것이 좋은데, 그 이유는 우리가 잠을 잘 자려면 뇌에서 멜라토닌이라고 하는 물질이 분비되어야 하기 때문입니다. 멜라토닌은 어둠의 호르몬이라고도 하는데 이것은 수면 호르몬을 뜻하는 말입니다.

우리 몸은 이 호르몬이 분비될 때 잠이 잘 들고 깊게 잘 수 있는 데 멜라토닌 호르몬은 빛과는 정반대의 속성을 띱니다. 즉, 빛이 있으면 멜라토닌의 분비가 급격히 줄어듭니다. 그래서 잠들기가 힘들어지는 거죠.

하지만 연령에 따른 차이는 약간씩 있을 수 있습니다. 통상적으로는 소아기나 청소년기에 멜라토닌이 가장 많이 분비됩니다. 한마디로 레벨이 높습니다. 그래서 빛에 조금 노출이 된다고 해서 멜라토닌이 심각하게 떨어지는 것은 아닙니다. 하지만 50~70세 이후에는 몸에서 분비되는 멜라토닌의 양이 적습니다. 소아청소년기 때의 7분의 1도 안 된다고 합니다. 그러지 않아도 멜라토닌이 적은데 빛에 노출까지 되면 어떻게 될까요? 멜라토닌 분비량이 더 떨어져서 거의 바닥이 되겠죠. 결국 잠을 잘 자기가 어렵습니다. 그러므로 노령일수록 야간에 빛에 노출되는 것을 피해야 합니다. 멜라토닌이 잘 분비되도록 하기 위해서요.

하지만 "불을 끄고 깜깜한 데 누워있는 건 불안해서 무서워요"라고 말씀하시는 분들도 계시죠. 그런 분들은 타이머 기능이 있는 작은 조명을 이용하면 좋습니다. TV를 볼 때도 타이머를 이용해 일정 시간이 지나면 자동으로 꺼지도록 설정하면 방해를 덜 받습니다. 즉, 연령대에 따라 조금씩 다르지만 기본적으로 빛이 있으면 숙면을 취하기가 어려우므로 야간에는 빛을 차단하고 숙면을 취하실 것을 권해드립니다.

사실 밝은 곳에서 잠드는 것은 누구에게나 어려운 일입니다. 그런데 상당수의 불면증 환자들이 조명이나 TV 등을 켜놓아 방을 환하게 한 상태에서 잠을 자려고 합니다. 너무 어두운 곳에서는 불안해서 잠이 안 온다는 분들도 계시고요. 하지만 이런 심리적인 요인이 있어 수면등을 사용한다고 하더라도 너무 밝지 않은 조명을 이용하는 것이 좋습니다.

한편, 심리적 요인도 없는데 침실을 밝게 해놓고 잠을 청하는 분들이 있습니다. 앞에서도 언급했지만 우리 몸에서 수면을 유도하는 멜라토닌은 빛에 매우 민감해 밝은 빛이 있으면 분비가 되지 않습니다. 따라서 숙면을 취하고 싶다면 침실은 반드시 어둡게 해야 합니다. 만약 주변에서 비치는 불빛 때문에 침실이 완전히 어둡지 않다면 어떻게 해야 할까요? 집 주위에 가로등이 있어서 불빛이 창을 통해서 실내에 비친다면 암막 커튼을 이용해 완전히 차단해야 합니다. 희미한 불빛이라도 멜라토닌 분비에 영향을 미치기 때문입니다.

백색소음과 숙면

수면 시간 동안에 소음은 원칙적으로 차단하는 것이 좋습니다. 누구나 시끄러운 상태에서는 잠을 잘 수가 없습니다. 그런데 어떤 사람은 적당한 소음이 있어야 숙면을 취할 수 있다고 생각하기도 하는데 실제로 의미 없는 낮은 소음, 즉 백색소음을 이용해 잠이 오게 하는 방법도 있기는 합니다. 하지만 잠을 자기 위해 라디오나 TV를 켜놓는 것은 피해야 합니다. 그렇게 해서 설령 잠이 온다고 하더라도 평생 라디오를 켜놓고 잘 수는 없습니다. 왜냐하면 소음이 청각 신경을 지속적으로 자극하는 상황에서는 쉽게 잠이 들기 어렵고 설사 잠이 들더라도 깊지 않기 때문입니다. 따라서 온도와 습도는 적정 수준을 맞추되 소음은 원천적으로 차단하시기 바랍니다.

잠 잘 오는 온도는 따로 있다

나이가 들수록 숙면이 힘들다는 50대 여성분이 수면클리닉에 내원한 적이 있었습니다. 최근 잠을 잘 못 자다 보니 잠에 대한 관심이 많아졌고 수면의 질을 높이려면 온도가 중요하다는 것을 알게 되었다고 하셨는데요. 따뜻해야 잘 잔다는 말을 듣고 잠들기 전에 방 온도를 항상 올려놓고 주무셨다고 합니다. 그런데 본인이 열이 많아 그런지 자다 보면 더워서 꼭 한 번씩 잠에서 깬다며 온도를 몇 도에 맞춰야 가장 좋을지 문의하셨습니다.

결론부터 말씀드리자면 숙면을 취하는 데 도움이 되는 침실 온도는 20~22도 내외입니다. 그런데 계절에 따라서 높은 온도일 수도 있고 낮은 온도일 수도 있으므로 냉난방을 통해 적절히 조절해야 합니다.

사실 그보다 더 중요한 건 숙면을 취하기 위해서는 몸속 깊은 곳의 체온이 평소보다 0.7도 정도 떨어져야 한다는 것입니다. 대부분 이불을 덮고 자니까 실제 신체 주변의 온도는 이것보다는 높을 것입니다. 또한 몸에서 지속적으로 열이 만들어지므로 실내 온도가 22도 정도라고 해서 감기에 걸리거나 몸이 상하는 것은 아닙니다. 어쨌든 체온이 떨어지기 위해서는 실내 온도가 낮아야 하는데 너무 더운 곳에 있다면 체온을 낮추기 위해 더 많은 노력을 해야 되고 그렇게 해도 체온을 낮출 수 없으면 깊은 잠을 자기 힘듭니다.

숙면을 취하기 위해서는 습도도 중요한데 너무 건조하면 코막힘이 심해져 잠들기 어렵고 자주 깨게 되므로 가습기 등을 이용해 상대 습도를 50% 정도로 유지하는 것이 좋습니다. 벤저민 프랭클린이 쓴 글 중에 〈좋은 꿈을 만드는 방법〉이라는 수필이 있습니다. 겨울철에 침실 문을 열어놓고 환기를 시킨 후 잠을 자니까 일어날 때 기분도 좋고 꿈 내용도 좋더라는 경험을 쓴 글입니다. 수필에 나온 것처럼 겨울철에 창문을 열고 환기를 하면 실내 기온은 떨어집니다. 그리고 건조한 실내 공기가 환기되면서 습도도 올라갑니다. 그 결과 잠들기 좋은 환경이 조성되었을 것으로 추정됩니다.

겨울철에 난방, 여름철에 냉방을 하면 아무래도 실내 공기를 환기시키는 횟수가 떨어져 건조해지기 쉽습니다. 우리 몸은 건조한 공기를 마시면서 잠을 자면 코가 마르면서 코막힘이 생기는데 예민한 불면증 환자의 경우 이런 코막힘을 매우 답답하게 느낍니다. 특히 이 코막힘이 심해지면 수면 중 코골이와 수면무호흡증도 같이 심해지면서 자다가 자주 깨게 됩니다. 갖은 노력으로 간신히 잠들었는데, 두세 시간 자다가 이런 불편함 때문에 깬다면 얼마나 안타까운 일일까요?

통상적으로 이상적인 침실의 습도는 50% 내외입니다. 만약 침실이 건조하다고 느껴지고 잠을 잘 못 잔다면 젖은 수건을 널어놓거나 가습기를 이용해 적극적으로 습도를 높여야 합니다. 상대 습도는 온도가 높으면 낮아지고, 온도가 낮으면 높아지므로 겨울철에 난방을 줄이고 가습을 하면, 이상적인 침실 환경을 쉽게 만들 수 있습니다.

침대는 과학이다?

온돌에서 자든 침대에서 자든, 바닥에 까는 요나 매트리스도 수면의 질에 영향을 줍니다. 침대 광고를 보게 되면 최상의 수면을 위해 매트리스의 중요성을 강조하고 '침대는 가구가 아니라 과학'이라고 말하기도 하는데요. 실제로도 침대에서 가장 중요한 것이 매트리스임은 두 번 말할 필요가 없습니다. 수면 검사실에서 침대를 고를 때도 이 점을 깊이 고려하고요.

잠을 자는 동안 매트리스에서 몸과 닿아있는 부분은 지속적으로 체압을 감당해야 합니다. 그런데 신체 무게가 많이 실리는 부분도 있고 적게 실리는 부분도 있습니다. 만약 매트리스가 너무 푹신하다면 잘 때 허리 통증을 유발할 것이고, 반대로 너무 딱딱하다면(나무 침대) 몸의 굴곡을 적당히 받쳐 주지 못할 것입니다.

어깨, 등, 엉덩이, 다리, 발목, 발뒤꿈치 등 몇몇 부분에는 특히 체중이 많이 실리고 걸리는 압력도 높습니다. 그런데 매트리스가 이런 압력을 효과적으로 분산시켜 주지 못하면 우리 몸은 불편함을 느낍니다. 극단적인 예가 뇌졸중 환자나 의식이 없는 사람들입니다. 스스로 몸을 움직이지 못해 한 자세로 계속 있다가 지속적으로 바닥에 눌린 신체 조직에 염증이 생기고 괴사가 발생하는데 그것이 바로 욕창입니다.

우리 몸은 한 자세로 오래 있어서 어느 부분이 지속적으로 눌리면 본능적으로 자세를 바꾸거나 몸을 움직여서 불편함을 줄입니다. 그런데, 자세를 바꾸어도 바닥이 너무 딱딱하고 계속 불편하다면 자세를 바꾼 지 얼마 지나지 않아서 또 자세를 바꿔야 할 것입니다. 그런 불편함을 자는 내내 느낀다면 당연히 깊은 잠을 자기 어렵습니다. 특히 신체 감각이 예민한 불면증 환자는 그런 상태를 더 견디기 힘들 것입니다. 따라서 잠을 잘 자려면 바닥에 까는 매트리스나 요에도 관심을 가져야 합니다.

사용한 지 너무 오래되었다면 제품을 교체해야 편안하게 잠을 잘 수 있습니다. 이때 사람마다 선호하는 매트리스의 재질, 딱딱한 정도 등이 다르므로 본인에게 잘 맞는 제품을 고르는 것이 중요합니다. 종종 물침대가 수면과 긴장 이완에 더 좋은지 묻는 사람도 있습니다. 그런데 의학적으로 특별한 차이는 없습니다. 다만 심리적인 이완을 유발한다는 장점은 있습니다.

숙면을 위한 최고의 잠옷

진료를 하다 보면 어떤 잠옷을 입는 것이 숙면을 취하는 데 도움이 되느냐는 질문도 심심치 않게 받습니다. 이럴 때 참고가 될 만한 답변이 여배우 마릴린 먼로의 대답입니다. 마릴린 먼로는 무슨 옷을 입고 자느냐는 질문에 샤넬 향수 한 방울을 입고 잔다고 답했다고 합니다. 이 이야기를 하는 이유는 만약 '상황이 허락한다면' 옷을 입지 않고 자는 것이 가장 좋기 때문입니다.

잠옷이나 속옷을 입으면 옷이 피부를 자극하므로 촉감이 숙면을 방해할 수 있습니다. 옷의 솔기, 고무 밴드 등이 눌리면서 혈액순환이 나빠지고 피부에도 압박감을 줄 수 있습니다. 우리가 잠을 자면서 이런 것들을 잘 느끼지 못하는 이유는 감각이 둔해져서가 아니라, 말초에서 만들어진 감각 자극이 신경을 따라 대뇌로 전달되는 중에 시상이라는 부분에서 검열을 받아 걸러지기 때문입니다. 그런데 자극이 심하면 검열을 통과해 대뇌로 전달될 것이고 그렇게 가해진 자극에 대뇌가 반응하면 잠은 얕아질 것입니다. 따라서 가능하면 자극을 줄여주는 것이 좋으며, 그래서 옷을 입지 않고 자는 것이 가장 이상적입니다.

하지만 옷을 입지 않고 잘 수 없는 상황일 때가 많습니다. 그럴 때는 어떻게 해야 할까요? 가능한 한 부드럽고 매끄러운 잠옷이나 이불이 피부 자극을 줄여주어 숙면을 취하는 데 도움이 될 것입니다. 또 이불의 무게는 가급적 가벼운 것이 좋은데 이불이 너무 무거우면 가슴(흉곽)과 배를 압박해서 숨 쉬기가 힘들어지기 때문입니다. 특히 잠을 자던 중 숨을 쉬기 위해 힘을 주어야 한다면 숙면을 취하기는 더더욱 어려울 것입니다.

▸▸ 카드빚보다 무서운
수면 부채

절대 수면 시간의 중요성

흔하지는 않지만 평일은 서너 시간 정도만 자고, 주말 하루 동안에 밥 먹는 시간을 빼고는 온종일 잠을 자 부족한 수면 시간을 보충하는 분들이 계십니다. 이렇게 몰아서 자도 총수면량이 일정하면 신체 리듬이나 건강에는 이상이 없을 거라고 생각하는 분들이 계신데 그것은 엄청난 착각입니다.

우선 가장 큰 문제점은 평일에 서너 시간만 자는 것 그 자체입니다. 아무리 주말에 보충한다고 해도 당장 수면 시간이 부족하면 활동하는 시간에 각성도가 떨어져 사고 위험이 높아집니다. 또 사고를 일으키지는 않더라도 전반적으로 업무나 퍼포먼스의 질이 떨어지게 됩니다. 즉, 제대로 일을 하지 못하게 되는 거죠. 사고가 나지 않는다고 해서 문제가 없는 것이 아니라 그만큼 집중력이 떨어지게 되고 내가 원래 잘할 수 있는 일을 잘 못하게 되어 더 실망스러운 결과를 얻게 되기 쉽습니다.

물론 잠을 못 잔 만큼 주말에 보충하는 것은 건강을 위해 필요한 일입니다. 하지만 그렇다고 해서 주중의 부족한 수면 시간 때문에 실수를 하거나 일의 능률이 떨어지는 것이 보상되는 것은 아닙니다. 따라서 잠을 줄이더라도 적어도 여섯 시간 이상의 수면을 유지하도록 노력하는 것은 꼭 필요합니다.

쾌적한 잠을 자기 위해서는 우리 몸이 하루를 주기로 하는 일주기 리듬과 수면 리듬이 일치해야 합니다. 일정하지 않은 수면 습관은 당연히 이를 방해하게 되고, 결국 제때 잠들지 못해 피로감을 호소하는 '수면위상지연증후군'이 나타날 수 있습니다.

우리 몸은 매일 밤 취침 시간을 정해 잠들면서 일고여덟 시간 동안의 수면 시간을 지킬 때 가장 좋은 상태를 유지합니다. 특히 이러한 수면 습관은 주말에도 지속되는 것이 좋습니다. 그러려면 일정한 시간에 잠들기 위해 잠자기 전 습관을 만드는 것이 좋으며, 수면 시간 30~60분 전에는 일상에서 편안함을 느낄 수 있는 자신만의 방법을 찾는 것도 하나의 방법입니다.

몸이 부족한 잠을 보충하는 방법

실제로 많은 분이 주중에 잠이 부족해도 버티고 버티다가 주말에 일이 없거나 정리가 되면 그때 부족한 잠을 보충하고 있습니다. 그러면서 '나 이렇게 살아도 될까?'라며 걱정을 하는데 당연히 좋은 것이 아닙니다. 물론 잠이 부족한 상태에서 주말에도 잠을 자지 않는 것보다는 낫습니다. 그런데 사실은 야간 수면이 부족하면 다음 날 우리 몸은 낮 동안에 집중도가 떨어지는 방식으로 부족한 잠을 보충합니다. 즉, 주중에는 버티다가 주말에 몰아서 자는 것은 우리 생각이지 실제 몸은 다음 날 멍한 상태로 있으면서 부족한 잠을 보충하고 있는 것입니다.

이와 관련해, 피실험자에게 매일 두 시간씩 수면 시간을 줄여 5일을 보내게 한 실험이 있었습니다. 그러면 총 열 시간의 수면 부족이 생기겠죠. 그런데 남은 주말에 마음껏 잠을 자게 하니 그 사람은 부족한 열 시간이 아닌 네다섯 시간만 더 자고도 괜찮다는 결과가 나왔습니다. 이것이 의미하는 바는 무엇일까요? 비유를 하자면 빚진 만큼 다 갚지 않아도 된다는 이야기인데 사실은 중간에 분할 상환을 했던 것입니다. 그러니까 최종적으로 몰아서 잘 때도 그렇게 길게 자지는 않은 것입니다. 이런 식으로 우리 몸은 다양한 형

태로 수면 부족에 대처하고 있습니다. 즉, 밤에 잠을 줄이면 낮 동
안 활력이 떨어지고 결국 내가 원하는 결과를 얻지 못할 수 있습니
다. 따라서 가능하면 야간 수면을 충분히 취하고 맑은 정신으로 낮
에 열심히 지내는 것이 가장 좋습니다.

그렇다면 장기간 잠을 충분히 자지 못하면 어떤 증상이 나타날
까요? 기네스북에는 가장 오랫동안 잠을 자지 않은 기록이 등재되
어 있습니다. 1965년, 17세 고등학생이 무려 264시간 12분(약 11일)
동안 잠을 자지 않고 버틴 것인데요. 이 기록을 갱신하기 위해 시도
한 사람도 있었습니다. 하지만 이 도전이 건강에 심각한 위험이 될
수 있다는 것을 깨달은 기네스북 위원회가 '잠 안 자고 오래 버티
기'를 기네스 종목에 포함시키지 않겠다고 방침을 바꿈으로써 의
미 없는 도전이 되고 말았습니다.

그런데 씁쓸하게도 잠을 충분히 자지 못할 때 나타나는 증상들
은 '잠 안 자고 오래 버티기' 실험을 통해 알아낸 것이었습니다. 기
네스북에 오른 고등학생이 잠을 자지 않는 동안 나타난 다양한 생
리적 증상들이 기록된 것인데요. 그 증상으로 하룻밤 잠을 안 잤을
때는 안구진탕이 있어 눈의 초점을 맞추기 힘들었고, 2일이 지나서
는 기분 변동이 심해지면서 짜증이 늘었습니다. 그리고 말이 느려
지고 발음이 불분명해졌으며 4일이 지나서는 기억력이 떨어지기

시작했고 환각을 보기도 했습니다. 그리고 심박동수가 불규칙해지면서 손발 떨림이 나타나기도 했습니다. 이뿐만 아니라 자신에 대한 과대망상과 주위 사람들에 대한 피해망상도 나타났는데요. 이로써 장기간의 완전한 수면박탈은 생리적, 정신적 기능을 마비시키는 것이 밝혀졌습니다.

한편, 실험이 종료된 후 그 학생은 열다섯 시간 동안 잠을 잤고 이후 며칠이 지나자 수면박탈의 영향으로부터 완전히 회복되었습니다. 이 사례를 통해서도 수면박탈을 만회하기 위해 수면이 박탈된 만큼의 시간이 필요한 것은 아니라는 것을 알 수 있었습니다.

▸▸ '수면 유도 ASMR'
   정말 효과 있을까?

델타파 사운드의 과학적 효능?

종종 수면에 대한 간절함 때문에 의학적으로 검증되지 않은 방법을 통해 수면에 도움을 얻고자 하는 분들이 많습니다. 예를 들어 유튜브에 '수면 사운드'를 검색하면 상당히 많은 채널이 보입니다. 많게는 수천수만에 달하는 조회수를 기록하는 영상도 있는데, 이 영상들이 정말 효과가 있는지 문의하는 분들이 최근 늘고 있습니다. 이 영상들은 일명 '수면 델타파 사운드'라고도 하는데 처음에 반신반의하며 들어봤다가 기분 탓인지 잠이 잘 오는 것 같다는 분들도 계시고 정말 숙면에 효과가 있는 건지 잘 모르겠다는 분들도 계십니다.

결론부터 말씀드리면 개인적인 차이에 의해서 효과를 보는 분들이 있을 수 있으나, 아직까지 모든 사람에게 효과를 보인다는 과학적인 근거는 발견되지 않았습니다. 그럼에도 이런 자극들을 접했을 때 긴장이 떨어지고 이완되는 상태를 느끼는 분들의 경우 잠을 자는 데 도움이 될 수는 있습니다.

하지만 이러한 노력만으로는 긴장이 떨어지거나 이완 상태에 이르지 못할 수도 있고 경미한 불면 상태가 아닌 심한 불면증을 갖고 있을 때는 오히려 방해 요소로 작용할 수도 있습니다. 따라서 본인에게 어느 정도 도움이 된다고 판단되면 사용해 보는 것은 가능하지만 심한 불면증이 있다면 보다 체계적이고 전문적인 치료를 받을 필요가 있습니다.

유튜브에서 수면 델타파 사운드 영상을 살펴보면 영상 제목과 섬네일이 금방이라도 잠을 잘 수 있을 것 같은 느낌으로 세팅되어 있는 것을 볼 수 있습니다. 기본적으로 사운드이긴 하지만 영상 플랫폼이다 보니 이미지도 제공되어 시각적으로도 이완 상태에 이르게 하는 효과가 있는 것으로 보이는데요. 하지만 앞에서 언급했듯 '수면 델타파 사운드'는 많은 사람에게 보편적으로 효과를 보이는 입증된 방식은 아닙니다. 개개인에 따라 얼마든지 차이를 보일 수 있는데, 역으로 숙면을 유도하는 뇌파 델타파, 일명 'ASMR'을 들

173

을 때 잠이 더 깨는 사례도 있습니다.

또한 ASMR을 들으면 잠을 잘 잘 수 있다는 근거 없는 믿음이라도 생기면 이러한 사운드에 의존하는 경향이 커질 수 있습니다. 여러 번 언급했지만 자신의 힘으로 잠을 자야 불면증이 치료되며 인터넷에서 쉽게 접할 수 있는 영상으로는 근본적인 치료를 할 수가 없습니다. 따라서 불면증으로 괴로우시다면 전문가의 정확한 진단과 치료를 받으시기 바랍니다.

위약효과의 위험성

58세의 미래 씨가 불면증 치료를 위해서 내원한 적이 있습니다. 그동안 불면증에 대해서 어떤 치료를 받았는지 물어보았는데 미래 씨는 여러 병원에서 수면제를 처방받아서 복용했다고 했습니다. 그리고 한의원에서 약을 먹은 적도 있으며 최근에는 '검은콩 달인물'을 먹었다고 했습니다. 효과가 있었냐고 묻자 별 효과는 없었다는 대답이 돌아왔습니다. 그 외에도 미래 씨는 여러 가지 민간요법을 해보았다고 했습니다. 그중에는 양파즙, 대추차, 상추, 바나나 등 불면증에 효과가 있다고 알려진 여러 가지 식품이 있었습니다.

사실 불면증에 대한 민간요법은 서양에도 있습니다. 가령 '쥐오줌풀'이라는 냄새가 고약한 식물이 있는데 유럽에서는 이 식물이 잠을 오게 하는 데 도움이 된다고 알려져 있습니다. 그런데 유럽의 수면의학자들이 이 식물의 수면 유도 효과를 사람을 대상으로 연구해 본 결과 수면 유도 효과는 매우 미미하였고 의학적으로는 아무 효과가 없었습니다.

한편, 우리나라에서 통용되는 다양한 민간요법에 대해서는 이런 방식의 과학적인 연구가 이루어진 적이 없습니다. 따라서 민간요법의 효과를 입증하는 연구 결과가 나올 때까지는 효과가 없다고 보는 것이 맞을 것입니다. 쥐오줌풀의 경우에는 서양의 여러 가지 민간요법 중에서도 상당히 효과가 있다고 사람들 사이에 알려져 있던 것이었습니다. 그런 식물조차 의학적으로 수면 유도 효과가 없다고 판정이 난 상황에서 여타 식물들이 효과가 있는 것으로 결론이 날 가능성은 매우 낮을 것입니다.

그렇다면 민간요법으로 효과를 봤다고 주장하는 사람들에 대해서는 어떻게 설명해야 할까요? 이는 위약효과라고 설명할 수 있습니다. 예컨대 밀가루로 약과 똑같은 모양을 만들어서 두통을 호소하는 환자에게 주면 환자는 그 밀가루 약을 먹고 두통이 좋아졌다고 느끼기도 합니다. 가짜 약인데 효과가 있는 것입니다. 이를 위약효과라고 합니다. 특히 심리적인 요인이 강한 질환의 경우에는 크게는 3분의 1 정도에게서 위약효과가 나타납니다. 즉 특정 식물을 달인 물을 먹으면 잠을 잘 잔다는 강한 믿음을 가지고 그 물을 마시면 세 명 중 한 명은 잠이 온다고 느낄 수 있다는 말입니다. 그런데 이러한 위약효과는 효력이 아주 약한데다가 오래가지도 않습니다. 그래서 불면 증상이 아주 심한 사람은 위약효과로 도움을 받기가 매우 힘든 것입니다. 그리고 한두 번은 효과를 볼 수 있지만 그것이 매번 되풀이되지는 않습니다.

사람들이 민간요법을 찾는 이유 중 한 가지는 수면제보다는 민간요법이 덜 해로울 것이라는 믿음 때문입니다. 그러나 민간요법도 내 몸에 변화를 일으킨다는 점에서 주의해야 합니다. 당뇨가 있는 불면증 환자가 자기 전에 대추차를 너무 많이 마셨다가 혈당 조절이 되지 않아서 응급실로 실려갔다는 이야기를 들은 적이 있습니다.

여러 번 언급했지만 불면증은 복합적인 원인이 작용해 생기는 것입니다. 즉, 어떤 식물에 들어있는 특정 성분을 섭취한다고 해서 불면증이 근본적으로 좋아지지는 않습니다. 무엇보다 잠을 잘 오게 하는 효과가 가장 큰 성분으로 만들어진 것이 바로 수면제입니다. 정말로 무엇인가를 먹고 잠을 자야 한다면 차라리 수면제를 복용하는 것이 낫다는 뜻입니다. 민간요법과 비교한다면 그쪽이 더 안전하고 편리하며 비용도 적게 듭니다. 하지만 수면제는 불면증을 근본적으로 치료해 줄 수 없으며 불면증에서 완전히 벗어나고자 한다면 인지행동치료를 받는 것이 가장 좋습니다.

멜라토닌의 허와 실

저는 수면클리닉에서 불면증 환자를 진료할 때 그동안 복용했던 약에 대해서 물어봅니다. 그러면 수면제 외에 멜라토닌을 복용했다거나 현재도 복용하고 있다는 분들을 가끔 만나게 됩니다. 환자분들 중에는 그 자리에서 멜라토닌 병을 꺼내 보이는 분들도 있습니다. 그러면 저는 묻습니다. "멜라토닌이 효과가 있던가요?" 그러면 대개는 크게 효과가 없었다고 이야기합니다.

멜라토닌은 노화 방지와 수면 유도를 목적으로 하는 건강기능식품으로 미국, 캐나다 등지의 약국이나 편의점 등에서 판매됩니다. 우리나라의 경우 식약청이 멜라토닌을 식품으로 승인하지 않아 국내에서는 정식으로 판매하지 않습니다. 그래서 보통 외국에서 구입해 오거나 인터넷으로 구하게 됩니다.

멜라토닌은 우리 뇌의 송과체에서 분비되는 호르몬입니다. 낮에도 분비가 되지만 주로 어두운 밤, 특히 자기 전에 집중적으로 분비되어 수면을 유도하는 작용을 합니다. 멜라토닌이 도움이 되는 경우는 시차 여행으로 불면이 있을 때입니다. 비행기 승무원이나 업무상 잦은 장거리 국외 여행을 해야 하는 사람들은 시차 부적응으로 불면증이 생기기 쉽습니다. 이때는 멜라토닌이 어느 정도 효과가 있습니다. 하지만 불면증이 심하고 오래된 만성 불면증 환자에게는 멜라토닌의 효과가 매우 제한적이거나 거의 없습니다.

멜라토닌을 구해서 복용하는 환자분들은, 멜라토닌이 약이 아니기 때문에 약보다 덜 독할 것이고 그래서 중독 혹은 의존성이 생기지 않는다고 생각합니다. 즉, 식품이라서 안전하고 부작용도 없을 것이라고 기대하는 것입니다. 그러나 멜라토닌 역시 우리 뇌에 영향을 주는 물질입니다.

멜라토닌을 복용한 후 아침에 일어나서 두통으로 힘들었다고 이야기하는 분들이 있습니다. 고혈압 환자의 경우 혈압과 심장박동수를 높이는 부작용이 생길 수 있습니다. 멜라토닌이 혈당 조절과 인슐린 민감도에 영향을 미쳐서 당뇨병을 유발할 수 있다는 연구 결과도 있습니다. 그 외 멜라토닌은 호르몬 체계, 특히 생식 호르몬에 영향을 미쳐서 생식 기능에 영향을 줄 수 있다는 보고도 있습니다.

멜라토닌과 관련해 주의해야 할 점은 멜라토닌의 품질입니다. 멜라토닌은 약물이 아니고 식품이기 때문에 품질 관리가 느슨합니다. 따라서 제조 과정에서 불순물이 들어갈 수도 있습니다. 정리해 보면, 식품으로서 멜라토닌은 시차 여행으로 생기는 불면증에는 약간 효과가 있지만 중증의 만성 불면증에는 효과가 없고, 부작용이 있을 수 있습니다.

한편, 2014년 8월경부터 국내에 멜라토닌 성분의 수면 유도 약물(서방형 멜라토닌)이 도입되었는데 식품으로 판매되는 멜라토닌 제형에 비해서 우리 몸에서 서서히 분해되는 특징이 있습니다. 즉, 멜라토닌의 효과가 지속적으로 나타나기 때문에 불면증 치료에 효과가 있습니다. 특히 서방형 멜라토닌은 약물이므로 의약품 수준의 안전성을 가지고 있으며, 국내외에서 수차례의 임상 시험을 통해 불면증 치료 효과를 인정받았습니다. 또한 통상적인 수면제에서 나타날 수 있는 중독성, 의존성과 뇌 기능 저하 등의 부작용에서 비교적 자유로운 편입니다. 이것은 식품보다는 약물로 개발된 멜라토닌 제제를 의사 처방에 따라서 복용하는 것이 더 안전하고 효과적이라는 것을 의미합니다.

단, 멜라토닌 제제를 복용하는 것 역시 스스로의 힘으로 잠을 자는 것은 아니며, 수면제가 아닐 뿐 여전히 약물의 도움을 받고 있는 것과 다름없습니다.

코골이 방지 밴드로 수면 장애를 고친다?

심한 비염이 있는 분들은 코가 막혀있어서 자고 일어나면 입이 말라 있고 목이 건조할 때가 많습니다. 이런 분들 중 입 벌림 방지 밴드에 관심을 보이는 분들이 있는데 입을 막으면 코골이 소리가 다소 줄어드는 효과가 있습니다. 또한 코골이만 있다면 방지 밴드를 사용하는 것에 큰 문제가 없습니다.

하지만 코골이에 수면무호흡증이 동반될 경우에는 이야기가 달라집니다. 수면무호흡증이란 자다가 기도가 막혀 숨을 못 쉬는 증상인데 수면무호흡이 있는 사람의 입을 막아버리면 숨이 막혔을 때의 상황이 악화될 수밖에 없습니다.

코가 막혔다면 입으로라도 숨을 쉬어야 하는데 입을 막아버렸으니 정말로 위험한 상황이 올 수도 있기 때문입니다. 따라서 코골이 방지 밴드는 수면 검사를 통해 수면무호흡증이 있는지 정확하게 진단한 후 사용해야 합니다. 가령 수면무호흡은 없고 코골이만 있다고 확인된 경우에는 코골이 방지 밴드가 크게 문제가 되지는 않습니다.

만약 수면무호흡증이 있다면 양압기 치료 등 적절한 수준의 수술적 치료를 한 후 보조적으로 코골이 방지 밴드를 써야 합니다. 상황 파악이 안 된 상태에서 무작정 입을 막는 코골이 방지 밴드를 쓰는 것은 상당히 위험한 상황을 초래할 수 있다는 것을 꼭 기억하시길 바랍니다.

참고로 인터넷에 코골이 방지 밴드를 검색하면 최상단에 위치한 파워링크 광고부터 시작해 다양한 게시 글이 쏟아집니다. 그 글들의 요지는 입이 아닌 코로 숨을 쉬어야 코골이 증상도 완화되고 양질의 잠을 잘 수 있다는 것인데, 구강호흡보다 비강호흡이 수면의 질을 높여주는 것은 맞습니다.

하지만 비강호흡이 어려운 상황에서 입까지 막아버리면 아주 위험한 상황에 노출될 수 있습니다. 다시 한번 강조하지만 코골이 방지 또는 입 벌림 방지 밴드는 사용해도 되는 상태인지를 정확하게 파악한 후 보조적으로 사용해야 합니다.

불면증은 어느 한 가지 이유 때문에 발생하기보다 여러 가지 이유가 복합적으로 작용해 나타나는 경우가 많습니다. 따라서 전문적이고 체계적인 방식으로 치료해야 하는데 많은 사람이 시중에 판매되고 있는 제품을 구매하면 수면의 질을 향상시킬 수 있다고 생각합니다. 앞에서 다룬 사례에서도 알 수 있듯 그것은 흔히 생각하는 것보다 훨씬 위험한 결과를 초래할 수 있습니다. 또한 최악의 결과는 아니더라도 맞지 않는 방식을 적용해 불면증이 전혀 개선되지 않거나 더 악화될 수도 있습니다.

수면의 질은 삶의 질을 결정할 만큼 매우 중요하며, 한번 망가진 수면 패턴을 정상으로 돌리려면 아주 세심한 노력이 필요합니다. 혹할 만한 광고에 설득돼 구매한 제품은 다양한 이유가 복합적으로 작용해 나타난 불면증을 손쉽게 해결해 주지 못하며, 심하면 더 불면증이 악화되거나 생명에 위협을 주는 상황까지 초래할 수 있습니다. 그것은 숙면을 방해하는 구강호흡보다 더 위험할 수 있습니다. 따라서 좋은 잠을 원하다면 정확한 진단과 검증된 방법으로 불면증을 치료하시기 바랍니다.

▶▶ 영유아·성장기·노년기의 수면

성장 호르몬과 수면

아이가 자라 성인이 되는 데 반드시 필요한 성장 호르몬은 수면 중에 분비되는 호르몬입니다. 물론 낮에도 일부 분비가 되긴 하지만, 하루 분비량의 80%가 수면 중에 나오는 만큼 다른 호르몬과는 달리 수면과 매우 밀접한 관련이 있습니다. 다른 호르몬은 일주기 리듬에 따라 일정한 시간이 되면 분비되지만, 성장 호르몬은 수면, 그중에서도 깊은 수면인 서파수면 중에 집중적으로 분비됩니다.

수면 중 성장 호르몬 분비량은 밤 열 시경부터 늘어나기 시작해서 새벽 두 시까지 집중적으로 나옵니다. 단, 성장 호르몬이 분비되는 시간이 일률적으로 정해져 있는 것은 아닙니다. 잠을 자면, 특히 서파수면이 나타나면 성장 호르몬이 분비된다고 보면 됩니다. 그런데 이렇게 말하면 늦게 자더라도 자기만 하면 성장 호르몬이 분비되니까 큰 영향이 없을 것으로 생각할 수 있습니다. 성장 호르몬 하나만 놓고 보면 그렇지만 야간에 분비되는 다른 호르몬들 중 수면의 영향을 크게 받는 것이 있고 상대적으로 적게 받는 것도 있습니다. 그리고 성장 호르몬이 잘 기능하기 위해서는 이들 호르몬의 도움도 받아야 합니다.

따라서 우리 몸이 통상적으로 수면을 취해왔던 시간대(밤 열 시~새벽 여섯 시)에 잠을 자야 서파수면이 집중적으로 나타나며, 그 양과 질도 좋습니다. 서파수면의 양과 질이 좋아지면 성장 호르몬 분비도 그만큼 원활하게 이루어질 것입니다. 반면 수면 시간이 줄어들면 그와 비례해 서파수면 시간도 줄어들어 성장 호르몬이 분비되는 시간은 줄어들 수밖에 없습니다.

한편, 아이가 잘 자라도록 하기 위해서는 일찍 재우고 충분히 재우는 것 외에도 수면을 방해하는 질환이 있는지 찾아보아야 합니다. 소아와 청소년에게서 가장 흔하게 나타나는 수면질환은 수면 무호흡증입니다. 잠자는 중에 코골이가 있고 숨을 쉬지 못하고 자주 깬다면 깊은 수면(서파수면)이 현저히 줄거나 나타나지 않으며,

성장호르몬 분비도 당연히 줄어들 것입니다. 수면무호흡증이 있는 아동에게 성장 지체가 나타난다는 것은 여러 연구를 통해 정설로 입증되었습니다. 특별한 음식이나 약을 더 먹는 것보다 충분히 재우고, 잠을 방해하는 수면 질환을 치료해 주는 것이 성장을 돕는 자연스럽고 바람직한 방법입니다.

자녀와 수면 분리하기

성장기 자녀를 둔 부모님들은 아이들의 키가 자라게 하기 위해 수면에 많은 신경을 씁니다. 그러다 보니 적정 수면 시간에 대해 문의하는 분들이 많은데, 일반적으로 성인의 적정 수면 시간은 일고여덟 시간 정도입니다. 어린아이의 경우 더 많이 자는 것이 바람직하며 보통 아홉에서 열 시간 정도가 적당합니다.

다만 단순히 오래 자거나 몰아서 자는 잠이 아닌 질 좋은 깊은 잠을 자는 것이 중요하며 잠드는 시간이 너무 늦어지지 않는 것이 좋습니다. 수면 중에 분비되는 성장 호르몬, 성 호르몬의 분비가 줄어들어 성장과 발육에 영향을 받기 때문입니다.

만성적인 수면 부족은 주의력 산만과 집중력 저하를 야기하는

데, 이것은 어린이들이 잠을 자면서 낮 동안 습득한 지식을 장기 기억으로 전환하는 과정을 거치기 때문입니다. 따라서 수면을 충분히 깊게 취하지 못하면 이 과정에 장애가 일어나 학습 능력이 떨어지게 됩니다.

이처럼 성장기에는 특히 수면의 질이 중요하기 때문에 수면 주기를 잘 잡아주어야 하는데 그러려면 적절한 수면 환경과 수면 일정을 만들어 주어야 합니다.

아이들은 보통 만 3세 이상이 되면 혼자서 잠을 잘 수 있습니다. 따라서 아이를 위한 침실을 마련해 부모의 생활 패턴과는 독립된 수면 일정을 유지할 수 있도록 해주는 것이 중요합니다. 보통 밤 아홉 시에 아이가 잠자리에 들 수 있도록 하고 아침 일곱 시면 깨워서 하루 평균 열 시간 이상의 수면 시간을 확보할 수 있도록 해줘야 합니다. 또 낮잠을 많이 자면 밤잠이 줄어들 수 있으므로 만 5세 이상의 어린이는 가급적 낮잠을 재우지 않는 것이 좋습니다.

사실 아이의 수면은 부모님의 영향을 많이 받습니다. 부모님이 자는 시간이 아이의 수면 시간을 결정하는 경우가 많죠. 하지만 요즘 사회는 24시간 돌아간다고 해도 과언이 아닙니다. 밤 열 시, 열한 시까지 외출도 가능하고 그 시간에 식사를 하기도 합니다. 그만큼 밤늦게까지 활동하는 사람들이 많죠.

만약 부모님이 저녁에 외출을 해서 활동을 하면 자녀들도 자연히 그 시간에 맞춰서 활동을 하게 될 겁니다. 부모님이 열두 시에 잠을 잔다고 하면 자녀도 열두 시에 잠을 자게 되고 부모님이 일찍 일어나서 출근 준비를 하면 자녀들도 대부분 그 시간에 깨게 됩니다. 그래서 부모의 수면 시간과 아이들의 수면 시간이 별 차이가 없는 경우가 많습니다. 그런데 문제는 그렇게 하면 아이의 절대 수면 시간 자체가 부족해져 낮에 졸음을 느낄 가능성이 훨씬 높아집니다. 특히 유소아의 경우 잠이 부족하게 되면 졸리는 것만이 아니라 부산해지고 짜증이 많아집니다. 그러니까 졸음이 오는 상황 자체를 아이가 감당하기 힘들기 때문에 감정적으로 불안정해지거나 산만한 행동을 하게 되고 그만큼 학습 능률도 떨어지게 됩니다.

무엇보다 야간 수면이 부족하게 되면 아이들의 성장에 좋지 않습니다. 쉽게 말해 키가 자라지 않게 됩니다. 그래서 부모님의 활동 시간대와 무관하게 아이의 수면 시간을 미리 정해놓고 충분한 수면 시간이 확보될 수 있도록 스케줄을 짜야 합니다. 거기에 따라 생활하도록 하는 것이 가장 중요하고요.

성장기의 아이들에게 충분한 수면 시간을 확보해 주는 것은 매우 중요합니다. 따라서 부모님이 밤늦게 해야 할 업무나 일이 있다고 하더라도 우선 지정된 시간에 아이를 먼저 재워놓고 그다음에 할 일을 하는 방법으로 아이들의 수면 시간을 확보해 주는 것이 필요합니다. 부모님과 아이들의 수면 시간을 분리하는 데 어려움이 있다면 유소아를 위한 수면 위생법을 활용하는 것도 도움이 됩니다.

유소아를 위한 수면 위생법

① 일정한 시간에 자고 일어난다. 특히 일어나는 시간이 일정해야 한다.
② 잠들기 전에 양치질하기, 가족에게 취침 인사하기, 동화책 읽어 주기, 잠옷 갈아입기 등을 매일 규칙적으로 하도록 유도하여 이 제는 자야 할 시간이라는 메시지를 준다.
③ 침실 환경을 조성해 주는 것도 중요하다. 적절한 온도를 유지해 주고, 은은한 조명을 켜놓으면 수면에 도움이 된다.
④ 취침 두 시간 전부터는 조용한 놀이를 함께 하면서 안정을 취할 수 있도록 한다.

한편, 유소아는 밤에 충분히 잠을 자더라도 낮에 졸음을 느끼고 낮잠을 자는 것이 정상일 수 있습니다. 따라서 적절한 낮잠 시간을 확보해 주는 것도 필요합니다.

영유아 수면 주의사항

1세 미만의 유아나 소아에게서 많이 나타나는 '수면관련반복동작
장애(sleep related rhythmic movement disorder)'는 졸린 상태나 잠든
지 얼마 안 되어 몸 전체 흔들기, 침대 또는 벽에 머리 부딪치기 또
는 머리 굴리기 등의 행동을 반복적으로 보이는 증상을 말합니다.
몸 전체를 흔드는 것(body rocking)이 43%로 가장 흔하고, 머리 굴
리기(head rolling)는 24%, 머리 부딪치기(head banging)는 22%의 비
율로 나타납니다. 9개월경에는 영아의 59%에서 이 증상이 나타나
며, 18개월경에는 33%, 5세경에는 5% 정도에서 나타나는데 드물
게는 청소년이나 성인이 된 후에 나타나기도 합니다.

　반복동작장애가 나타나는 원인은 몸이나 머리를 흔들거나 부딪
쳐서 생기는 진동 자극이 귓속의 전정기관을 자극해 편안한 느낌
을 주기 때문입니다. 우는 아이를 달랠 때 몸 전체를 흔들어 주는
것이 도움이 되는 것도 이 때문입니다. 일부 유모차나 유아용 카시
트에는 진동을 만들어 아이를 달래는 기능이 장착되어 있기도 합
니다.

　한편, 환경에서 오는 자극이나 적당한 수준의 외부 자극이 없
는 것도 이 증상을 유발하는 원인이 되기도 합니다. 그 외 정신지

체, 자폐증, 감정적으로 불안정한 아동이 스스로 자극하려는 경향이 있는 것도 이 증상과 관련될 수 있습니다. 또 이런 행동은 부모의 관심을 끌기 위한 것일 수도 있으며 수동-공격적 행동(passive-aggressive behavior)[10]일 가능성도 있습니다.

반복 행동 중 머리 부딪치기가 가장 큰 문제가 되는데 벽이나 침대 모서리에 머리를 부딪치면 소음이 심해서 다른 사람을 깨울 수도 있고, 두부 손상으로 이어질 수도 있기 때문입니다. 흔하지는 않지만, 심한 머리 부딪치기로 백내장, 경막하 출혈, 뇌 위축 등이 나타났다는 보고도 있습니다.

이 모든 증상은 수면다원검사를 통해 원인을 진단하는데, 수면관련반복행동장애는 2단계 비-렘수면에서 가장 흔하게 나타나며 드물게는 서파수면과 렘수면 중에 나타나기도 합니다. 따라서 뇌파 검사를 통해 간질과 구분해야 하며 자폐증, 전반적 발달장애, 정신지체와도 구분이 필요합니다.

이후 영유아 시기에 발생하는 수면 문제 중 하나는 바로 영아돌연사입니다. 현대의학이 발달한 지금 시대에도 영아가 돌연사하는

---

10 다른 사람에게 자신의 마음 상태나 불만 등을 말로 표현하지 않고, 자신이나 다른 사람에게 해가 되는 행동으로 대신 표현하는 행동 양상

사례가 있습니다. 의학적으로는 '영아돌연사증후군(sudden infant death syndrome)'이라고 하는데 대개 1세 미만의 영아가 수면 중에 사망하는 것으로 부검을 해도 사망 원인을 밝히지 못할 때 붙이는 이름입니다. 영아돌연사증후군은 1개월부터 1세 사이의 영아에게서 흔히 일어나며 미국에서는 매년 2,500명이 영아돌연사증후군으로 사망하는 것으로 알려져 있습니다. 대개 영아돌연사는 수면 중에 일어나며 사망이 일어날 당시 특별한 징후를 보이지 않는다는 점에서 부모들을 더욱 당황스럽게 만듭니다. 따라서 영아돌연사를 유발할 수 있는, 또는 영아돌연사와 관련이 있는 것으로 보이는 위험 요소들을 사전에 방지하는 것이 중요합니다.

영아돌연사는 특히 생후 2~4개월 사이에 발생률이 높으며 날씨가 추워지면 더 증가하는 경향을 보입니다. 그 외 관련되는 요인으로는 ① 임신 중의 흡연·음주·약물 남용, ② 산전 관리가 제대로 되지 않은 경우, ③ 미숙아 혹은 저체중아, ④ 산모의 연령이 20세 미만인 경우, ⑤ 출생 이후 흡연에 노출된 경우, ⑥ 잠옷이나 침구로 인해 너무 더운 환경에서 잠자는 경우, ⑦ 엎드려 재우는 경우 등이 언급되고 있습니다.

이 중 가장 관련이 큰 것은 엎어 재우는 경우인데 이 자세는 턱에 압력을 증가시켜 기도가 막히기 쉽습니다. 실제로 1992년 미국

소아과학회에서 이 점에 주목해 천장을 보는 자세로 아이를 눕히도록 적극적으로 홍보한 결과 영아돌연사증후군 발생률이 40% 가까이 줄어들었습니다.

영아돌연사증후군을 예방하기 위한 지침

① 엎어 재우지 말고 천장을 보게 눕혀서 재워라.

② 아이를 단단한 매트리스 위에서 재워라. 베개, 물침대, 양모 등의 푹신한 매트리스는 피하고 영아 곁에 털 인형, 푹신한 담요, 베개 등을 두지 마라.

③ 아이가 자는 침실을 덥게 하지 마라. 옷을 지나치게 껴입히는 등 너무 더운 환경에서 자면 너무 깊이 잠들어 호흡장애가 있어도 깨지 않을 수 있다.

④ 임신 중에 흡연, 음주, 약물 복용 등을 피하라. 산모가 흡연한 경우 영아돌연사의 위험이 세 배가량 높아진다. 간접흡연도 마찬가지다.

⑤ 가능하면 모유 수유하라.

⑥ 산전 검진을 잘 받고, 출생 후에도 정기적으로 소아과를 방문하여 검진을 받아라.

⑦ 부모의 침대에서 함께 재우지 마라. 영아는 부모가 자는 방에 있는 요람에서 재워라.

⑧ 고무젖꼭지를 사용하면 영아돌연사를 줄일 수 있다.

노인들의 수면장애

초저녁에 일찍 잠을 자고 새벽에 깨서 다시 못 자는 것이 노인성 수면장애의 특징입니다. 나이가 들면 생체시계 주기가 짧아지기 때문에 빨리 잠이 오게 되는데요. 낮 동안의 활동이 적을 때 야간 수면이 짧아지고 얕아지는 경향이 있습니다. 그래서 밤에 깊은 잠을 자기 위해서는 낮에 투자를 많이 해야 하고, 낮에 유산소운동인 걷기를 하거나 특히 햇볕이 밝은 야외에서 보내는 시간을 늘리는 게 필요합니다.

무려 20여 년간 불면증에 시달려 온 어르신이 수면클리닉에 내원하신 적이 있습니다. 처음에는 정신과를 다니다 효과가 없어 지역 의료원에서 약을 타다 먹었는데 위장병도 있어서 약을 먹으면 속이 많이 쓰렸다고 하셨습니다. 더 문제인 것은 그렇게 힘들게 먹는 약이 딱히 효과를 내는 것도 아니라는 점이었습니다.

약을 먹어도 잠을 잘 자지 못하고 아침에 일어나면 기억력도 많이 떨어지는 것 같았다는 어르신은 한번은 약을 먹고 자다가 깨서 화장실에 가던 중 갑자기 어지러워서 넘어지셨다고 합니다. 다행히 몸이 크게 다치지는 않았는데 그 이야기를 들은 의사 선생님께서 약을 많이 줄이셨고 그 후 잠을 더 못 자게 되셨습니다. 이런 식으로는 답이 안 나오겠다 싶어 다른 방법으로 할 수 있는 치료가 없나 찾다가 수면클리닉을 알게 되어 내원한 분이었습니다.

수면클리닉에 내원하기 전, 약을 타 먹던 의료원 선생님에게 수면클리닉에 가서 검사도 받고 전문적인 치료를 받아보겠다고 했더니, 그 선생님은 별다른 수가 없을 거라고 말씀하셨다고 합니다. 어르신의 병은 불면증이라 검사를 해도 특별히 나올 것이 없다는 것이었습니다. 심지어 나이가 많은 노인은 불면증 인지행동치료라는 것을 받아도 특별히 달라질 것이 없으니 그냥 이대로 약을 먹고 지내라는 말까지 하셨다고 합니다.

어르신은 그 이야기를 듣고 몇 번이나 엄두를 못 내고 있다가 따님분이 덜컥 수면클리닉에 예약을 했다고 해 반신반의하면서 내원했다고 하셨습니다.

어르신에게 수면클리닉을 가더라도 큰 도움을 받지 못할 거라고 이야기한 의사분은 나름대로 환자의 연령과 불면증 정도를 감안해서 조언을 한 것이라고 생각합니다. 노인 불면증의 치료가 쉽지 않은 것도 사실입니다. 대체로 노인분들은 이미 여러 가지 질환을 가지고 있는 경우가 많습니다. 몸도 쇠약한 데다 수면제를 장기간 많이 복용해 오고 있으신 경우도 허다합니다. 그래서 약을 끊는 것도 더 힘듭니다. 하지만 분명한 건 불면증에 대한 가장 효과적이고 안전한 인지행동치료를 시도조차 하지 않아서는 안 됩니다. 특히 나이가 많고 '살날이 얼마 남지 않았다'고 해서 그렇게 단정 지어버리는 것은 너무 매정한 처사입니다.

사실 불면증 환자의 상당수는 노인입니다. 그리고 노인분들도 불면증 인지행동치료를 얼마든지 잘 받을 수 있으십니다. 저는 80세 환자의 불면증을 인지행동치료로 완치시킨 적이 있습니다. 노인이라도 건강한 분들은 잠을 잘 주무십니다. 나이가 들었다고 당연히 불면증이 생기는 것은 아니라는 뜻입니다. 불면증 인지행동치료의 핵심은 그 사람이 가지고 있던 본래의 잠을 찾아가는 것입니다. 따라서 노령이 결코 치료 금기의 기준이 되는 것은 아닙니다.

불면증은 잠들기 힘들고 자다가 자주 깨는 것이 주된 증상입니다. 환자의 말을 들어보면 어느 정도 원인 파악이 가능하긴 하지만 잠을 잘 못 자고 자주 깨는 데는 여러 가지 이유가 있으므로 섣불리 단정해선 안 됩니다. 특히 노인분들은 뇌와 신체가 노화한 상태이기 때문에 다양한 수면질환이 생기기 쉽습니다. 게다가 노인 불면증은 그 증상이 더 심하고 복잡합니다. 이 때문에 실제 잠을 어떻게 자는지, 어떤 문제가 있는지 정밀하게 파악하는 수면다원검사가 필요합니다. 검사를 통해 자신의 잠이 어떤 상태인지 아는 것이 증상을 개선하는 변화의 첫걸음이기 때문입니다.

실제 그 환자분은 수면다원검사 결과 자다가 호흡이 곤란해지면서 잠이 깨는 수면무호흡증이 발견되어 수면무호흡증에 대한 비수술적 치료인 양압기 치료를 시행하였습니다. 이는 코를 통해 일정한 압력의 공기를 기도로 불어 넣어 숨길을 열어주는 치료인데, 안전하고 효과적이며 건강보험이 적용되어 큰 경제적 부담 없이 시행할 수 있습니다. 이 환자분은 양압기를 지속적으로 사용하면서 수면 중 호흡곤란이 없어졌고 그 결과 자다가 깨는 증상이 사라졌습니다.

또 잠이 들기가 힘든 불면 증상이 있었는데, 뇌파 검사를 함께 시행한 결과 뇌의 과각성이 심했습니다. 이에 대해서는 불면증에 대한 인지 치료와 함께 뇌파 되먹이기 치료를 함께 시행했습니다. 이후 불면증 인지행동치료를 받으며 점차 증상이 호전되었습니다. 그 결과 이전에 드시던 약을 상당수 줄일 수 있었고 지금은 거의 약을 드시지 않고도 잘 주무십니다. 약이 줄어드니까 자고 난 후에 어지럽고 기억력이 떨어지는 증상도 좋아졌다고 합니다.

의학은 하루가 다르게 발전하고 있습니다. 그래서 의사라고 하더라도 자신의 전문 분야가 아니면 최신의료기술을 잘 모를 수 있습니다. 때로는 자신이 가지고 있는 제한된 지식으로 판단하기도 합니다. 그래서 환자가 자신의 질환에 대해 잘 알아야 하고 다양한 치료법을 찾아보고 선택할 필요가 있습니다. 제대로 된 치료를 받기 위해서는 해당 분야 전문의를 찾는 것이 중요하며 수면질환의 경우는 특히 더 그렇습니다.

부록

수면 상식
Q&A

1 | 수면클리닉
  방문이 두려운
  당신을 위해

수면다원검사란?

Q 불면증이 심한 편입니다. 자정 무렵 자리에 누워도 새벽 네다섯 시까지 잠이 오지 않아서 하루에 두 시간도 못 잘 때가 많은데 이런 수면장애를 갖게 된 이유를 모르겠습니다. 병원에서 검사를 받아볼까 하는데 구체적으로 어떤 검사를 받으면 도움이 될까요?

질문하신 내용을 보니 불면증이 있으셔서 잠들기까지 네다섯 시간 정도가 걸리고 수면 시간도 절대적으로 부족한 상태로 보입니다. 그래서 검사를 받아봤으면 좋겠다고 생각하시는 것 같은데요. 수면 상태를 종합적으로 진단해 주는 검사가 있습니다. 바로 수면다원검사입니다.

이 검사는 하룻밤 동안 병의원에 있는 검사실에서 자면서 받게 되고요. 이때 뇌파, 안구 운동 건전도, 호흡, 심장박동을 측정하고 자는 모습을 녹화하고 녹음하게 됩니다. 그렇게 해서 자는 동안 일어나는 일들을 종합적으로 보게 되는데요. 이를 통해 수면 중에 어떤 일이 일어나며 어떤 문제가 있는지 확인합니다. 참고로 수면다원검사를 통해 진단되는 가장 흔한 질환은 코골이 수면무호흡증입니다. 그 외에 몽유병, 자는 중 다리를 움직이는 질환 등을 진단할 수 있고 무엇보다 불면증에 대해서 알아볼 수 있습니다. 불면증일 경우 누워있는 시간 대비 잠자는 시간의 비율이 현저히 낮고 자다가 여러 번 깨게 되는데 수면 중 뇌파가 일반인과는 좀 다른 형태 등을 보입니다. 이런 데이터들을 근거로 어떤 수면 문제가 있는지를 파악하며 결과에 따라 제대로 된 치료 계획을 세우고 시행해 나가게 됩니다. 한편, 수면다원검사는 2018년 6월부터 건강보험이 적용되고 있어 건강보험 조건에 맞춰 검사할 경우 큰 부담 없이 검사를 받아볼 수 있습니다.

입면잠복기반복검사

Q 요즘 심한 졸음 때문에 일상생활이 힘들어져 한 가지 여쭤보고자 질문 드립니다. 평소에 잠을 충분히 자는데도 낮에 잠이 쏟아져서 자꾸만 꾸벅꾸벅 졸게 되더라고요. 이게 기면증인지 궁금한데 어떤 검사를 받아봐야 할까요?

질문하신 내용을 보면 심한 졸음 때문에 일상생활에 어려움이 있고 특히 충분히 잠을 자는데도 낮 시간에 잠이 쏟아져서 힘드신 것 같습니다. 이럴 경우 기면증을 포함한 과수면증을 의심할 수 있는데요. 심한 졸음이 있을 때 졸음의 정도를 평가하는 방법으로 낮 동안 여러 번 낮잠을 재워서 얼마나 빨리 잠드는지를 살펴보는 입면잠복기반복검사라는 것이 있습니다. 영문으로는 'multiple sleep latency test', 줄여서 'MSLT'라고 하는데요. 좀 특수한 검사입니다.

우선 이 검사는 단독으로 시행되지는 않고요. 그 전날 밤에 야간 검사를 하고 그다음 날 낮에 입면잠복기반복검사를 하게 됩니다. 일종의 세트 검사인 셈이죠. 먼저 의사의 진찰을 통해서 낮 동안 심한 졸음이 있을 것이라고 판단이 되면 검사 일정을 잡습니다. 그리고 검사하기로 되어있는 날 밤에 오셔서 준비를 하시고 하룻밤 동안 자면서 수면 상태를 찍어보는 수면다원검사를 시행합니다. 그 후 바로 이어서 입면잠복기반복검사를 하게 되는데요. 즉, 전날 오후 일곱 시쯤 검사실에 오셨다고 하면 그다음 날 오후 다섯 시경에 검사실에서 나가게 됩니다. 그래서 거의 스무 시간 가까이 검사실에서 보내게 되는데요. 1박 2일 검사이기 때문에 낮 동안 시간을 낼 수 있도록 조정하는 것도 필요합니다.

입면잠복기반복검사는 낮 동안 졸음 정도를 측정하는 것이고 두 시간 간격으로 20분 정도 낮잠을 잘 기회를 드립니다. 어두운 검사실에 누워서 잠을 청하게 되고 얼마나 빨리 잠드는지, 그 외에 다른 특이 소견은 없는지를 살펴보게 됩니다. 이 결과를 종합해 최종적으로 진단을 내리는데, 그 전에 전날 밤 야간 수면에 어떤 문제는 없는지 확인을 합니다. 만약 전날 밤의 야간 수면다원검사에서 수면의 질을 떨어뜨릴 수 있는 수면질환이 발견된다면 그 질환을 감안하여 진단을 내리게 됩니다. 예를 들어서 전날 밤 수면 검사에서 수면무호흡증이 매우 심한 것으로 나오는 경우에는 수면무호흡증이 낮 동안 졸음의 원인일 수 있습니다. 그런 경우에는 수면무호흡증에 대한 치료를 고려해야 할 수도 있습니다.

정리하면 낮 동안의 심한 졸음이 적어도 3개월 이상 지속된다면 기면증을 포함한 과다수면증을 의심해 볼 수 있고 이럴 경우 수면 클리닉에서 1박 2일 동안 수면다원검사와 입면잠복기반복검사를 받을 수 있습니다. 또한 진단이 되면 검사 결과에 맞는 약물치료 등을 받을 수 있습니다.

코골이 수술의 안전성

Q 최근 결혼해서 행복한 신혼 생활을 시작한 32세 남자입니다. 그동안 혼자 살아서 모르고 지냈는데, 제가 자는 도중 코골이가 심하다고 하더라고요. 코골이 수술에 관심이 생겼는데, 안전한가요?

코골이는 질환이 아닌 생리현상으로 분류되며 코골이에 흔히 동반되는 수면무호흡증이 질환입니다. 그래서 코골이 수술은 사실 수면무호흡증에 대한 수술인데요. 어떤 수술이든지 통증, 감염, 그 외 합병증의 위험은 있습니다. 다만 위험이 높은 경우가 있고 낮은 경우가 있고요. 그것은 개인의 기도 구조 및 코골이 수면무호흡증이 심한 정도, 연령, 성별 등 다양한 요인의 영향을 받기 때문에 일률적으로 어떻다고 이야기하기는 어렵습니다.

그러나 수술은 특성상 한번 시행할 때 조직을 잘라내거나, 태워서 변성을 시키거나, 구조를 바꾸는 것이기 때문에 수술 전 상태로 완전히 되돌리는 것은 불가능합니다. 그런 점이 수술의 비가역적 특성이라고 할 수 있고요. 그래서 이런 점을 염두에 두고 수술을 받아야 하며 수술 후 생길 수 있는 여러 가지 부작용 혹은 합병증 및 기능의 변화 등에 대해서는 담당 의사 선생님과 충분히 상의할 필요가 있습니다. 설명을 듣고, 수술을 받는 당사자가 완전히 이해하는 것이 필요하고요. 필요하면 메모를 하셔서 나중에 잘못 이해하는 일이 없도록 해야 합니다.

또 수술의 효과에 대해서도 의학적으로 판정하는 기준과 개인이 기대하는 기준은 다를 수 있습니다. 예를 들어서 의학적으로는 수면무호흡-저호흡 지수(AHI)가 5 이하일 경우 수면무호흡증이 없는 것으로 간주합니다. 그러면 수술은 성공한 것이 되겠지요. 그러나 의학적인 기준에서의 성공이 코골이 소음이 아예 없어지는 것을 의미하지는 않습니다.

그래서 수술 결과 수면무호흡-저호흡 지수는 호전되었으나 코골이 소음은 여전히 남아있는 경우가 많습니다. 이런 경우 환자 입장에서는 코골이가 치료되지 않은 것으로 생각하고 수술이 실패했다고 생각할 수도 있습니다. 애초에 서로 생각하는 수술의 성공 기준이 다르기 때문이죠. 그래서 치료를 통해서 얻을 수 있는 구체적인 효과가 어느 정도인지, 그 효과가 본인의 기대에 부합하는지를 살펴볼 필요가 있습니다.

그리고 코골이 수면무호흡증의 치료 방법에는 수술 외에도 구강 내 장치, 양압기 치료 등과 같은 비수술 치료가 있습니다. 구강 내 장치는 치아에 틀니 같은 것을 끼고 자는 치료인데요. 아래턱을 앞으로 전진시켜서 기도 공간을 확보하는 치료입니다. 사람에 따라서 효과적일 수도 있고, 그렇지 않을 수도 있습니다. 너무 심한 코골이 수면무호흡증에는 효과가 떨어질 수도 있고요. 아직 건강보험이 적용되지 않았기 때문에 고가의 비용이 드는 단점이 있습니다.

양압기 치료는 코를 통해서 바람을 불어넣어 기도를 넓히는 치료이고요. 안전하고 효과적입니다. 특히 건강보험이 적용되기 때문에 큰 비용 부담 없이 시도해 볼 수 있고, 무엇보다도 한번 시도해 보고 효과가 없으면 포기하더라도, 수술처럼 내 몸에 어떤 영구적인 변화를 만들지는 않는다는 장점이 있습니다. 대개 수면다원검사 후 수면무호흡증으로 진단이 되고 나서 양압기 치료를 시도해 보는 편인데요. 한 달 정도만 시도해 보더라도 이 치료가 나한테 잘 맞는지 아닌지 판단할 수 있습니다.

코골이는 흔한 생리현상이고, 이로 인해 불편감을 호소하는 분들도 많습니다. 다행히 우리나라에서는 진단을 위한 검사와 코골이 수술 치료가 건강보험이 되고, 양압기 치료도 건강보험이 됩니다. 그래서 건강보험 혜택을 받아 큰 비용 부담 없이 치료를 할

수 있습니다. 수면클리닉을 방문하셔서 검사도 받아보고 치료의
여러 가지 측면에 대해서 자세히 알아보고 결정하시기 바랍니다.

ADHD(주의력결핍-과잉행동장애)와
기면증

Q ADHD 치료 중이라 콘서타를 복용하고 있습니다. 원래는 해당 약제가 기면증을 치료하기 위한 약으로 개발되었다고 하는데 그래서인지 약을 복용하지 않을 때는 졸음이 끝도 없이 쏟아집니다. ADHD와 기면증 간 상관관계가 있을까요?

ADHD와 기면증은 별개의 질환입니다. 먼저 ADHD는 주의력이 떨어지고 집중하기 힘든 증상을 보이며, 진단 시 임상 의사가 환자의 평소 생활에 대한 내용을 듣고 병력을 청취한 뒤 임상적으로 판단합니다. 그 후 진단에 따라 약을 처방하게 되는 것이고요. 한편 기면증은 심한 졸음이 특징인 질환이며 환자가 심한 졸음과 관련된 증상을 호소할 때 그 내용을 토대로 기면증진단검사를 시행하게 됩니다. 기면증진단검사는 수면 검사실에서 1박 2일 동안 머무르면서 야간 수면에 문제가 없는지 찍어보고요. 그다음 날 낮에 한

두 시간 간격으로 다섯 번 낮잠을 자게 합니다. 그때 얼마나 빨리 잠드는지를 뇌파 기준으로 봅니다. 그 수치들을 종합적으로 판단한 결과 기준에 맞으면 기면증으로 진단하게 됩니다. 즉, 기면증은 졸음에 대한 객관적인 증거가 있어야 하는 것이죠. 그래서 그 두 질환은 전혀 다른 질환이고 또 진단하는 방법도 다릅니다.

ADHD 치료제인 콘서타가 졸음에도 도움이 되니까 관련이 되지 않느냐고 질문했는데 우선 콘서타의 주된 성분은 메틸페니데이트라는 것입니다. 메틸페니데이트는 쉽게 말해 각성제고요. 처음에는 기면증 치료제로서 사람들의 졸음을 쫓아주기 위해서 개발된 약입니다. 그렇게 사용되던 약을 ADHD 환자에게 처방했더니 증상이 줄어드는 것이 확인되어 ADHD 치료에도 사용이 된 것이죠. 이런 경우가 의학계에는 많이 있습니다. 그렇다고 해서 기면증과 ADHD가 관련이 있는 것은 아닙니다.

ADHD 환자가 기면증 환자보다 훨씬 많기 때문에 메틸페니데이트, 즉 콘서타 같은 약은 주로 ADHD 환자에게 사용되고 있습니다. 그래서 마치 콘서타가 ADHD를 위해서 개발된 약인 것처럼 보일 수가 있는 것이죠. 하지만 ADHD와 별개로 심한 졸음이 있다면 그때는 기면증일 가능성이 있으니 수면클리닉 등을 방문해 검사와 진단을 받아보는 게 필요합니다.

하지불안증후군 치료 방법

Q 매번 그런 것은 아니지만 아주 가끔씩, 잠을 자려고 누워있으면 하체 쪽과 다리가 간지러운 느낌이 들고 몸을 움직여야 느낌이 없어집니다. 그래서 잠들기가 너무 힘들어요.

하지불안증후군은 주로 저녁 시간에 나타나며 가만히 있어도 종아리와 허벅지 등 하지에 말로 표현하기 힘든 불편감이 나타나는 수면질환입니다. 다리를 움직이거나 불편한 부위를 주무르면 증상이 다소 호전되지만 가만히 있으면 다시 증상이 심해집니다. 밤에 잠들려고 할 때 특히 심해지고요. 하지불안증후군의 증상을 '벌레가 기어가는 듯하다' '전기가 오는 듯하다'라고 표현하는 분들이 있고 '화끈거린다' '시리다'라고 표현하는 분들도 있습니다. 어쨌든 하지불안증후군은 하지 부분에 이상 감각이 나타나는 것이 특징입니다.

하지불안증후군은 다른 무엇보다 수면의 질을 떨어뜨리는 수면 장애입니다. 발생 원인으로는 몸속에 저장된 철분의 양이 부족해서 생기는 경우가 있습니다. 특히 생리를 하는 가임기 여성에서 생리 시 철분이 빠져나가면서 철분이 부족하기 쉽고 그 결과 하지불안증후군이 생기기 쉽습니다. 또 위장에 대한 큰 수술을 받은 경우, 위에서 철분을 흡수하는데 필요한 인자가 분비되지 않아 철분 흡수 부족으로 인한 철분 결핍 상태에 이르게 되고 그 결과 하지불안증후군 증상이 나타나는 경우가 있습니다. 따라서 하지불안증후군이 의심되는 환자에서 빈혈 여부와 철분 상태를 평가하는 혈액검사가 도움이 됩니다.

하지불안증후근으로 수면클리닉 등에 내원할 경우 심한 정도를 평가하는 설문지 검사와 운동억제검사 등과 같은 검사실 검사가 있으며 심한 정도에 따라 그에 맞는 약물을 처방하는 것이 중요합니다.

현재 하지불안증후군 증상을 완화하는 다양한 약물이 나와 있습니다. 무엇보다 정확한 진단을 받은 후 증상의 심한 정도를 고려한 약물 처방이 필요합니다. 하지불안증후군 치료제는 다양하며, 처음에 투여할 때는 효과적입니다. 그러나 장기간 고용량의 약물을 처방할 경우 내성이 생기기 쉽고, 심한 경우에는 약물을 복용해도 증상이 더 심해지는 강화현상도 나타날 수 있습니다. 그래서 처음에 정확히 진단하고 질환의 심한 정도에 맞는 약물 선택 및 용량 조절이 필요합니다.

또 비약물적인 치료가 중요합니다. 다리 근육을 부드럽게 해주는 마사지가 도움이 됩니다. 충분한 스트레칭으로 다리 근육 섬유가 가지런히 정돈될 수 있도록 하는 것도 좋습니다. 적절한 운동이 도움이 되며, 운동 후에는 꼭 스트레칭을 해주는 것이 좋습니다.

비염과 숙면

Q 비염 때문에 입으로 숨을 쉬면서 자는 습관이 있는데 그래서인지
아침에 일어나면 두통도 심하고 다음날 계속 피곤하네요. 해결할
수 있는 방법이 있을까요? 가끔은 숨을 헐떡이며 깨기도 합니다. 수면
의 질을 높이려면 어떻게 하는 것이 좋을까요? 해결 방법이 있을지 궁
금합니다.

비염은 코골이 혹은 수면무호흡을 유발하는 하나의 위험인자일 수
있습니다. 특히 비염이 만성적일 경우에는 그 자체로 코 안쪽 공간
을 굉장히 좁아지게 할 수 있습니다. 다만 코골이와 수면무호흡은
코 안이 좁아지는 것 외에 다른 요인의 영향을 받습니다. 즉, 조금
더 깊은 곳에 위치해 기도를 이루고 있는 조직들, 예컨대 목젖, 연
구개, 혀의 가장 밑뿌리와 그 주위를 둘러싸고 있는 점막, 혹은 편
도, 아데노이드와 같은 면역 조직들이 관여해 기도가 수면 상태에
서 평상시보다 훨씬 더 현저하게 좁아졌을 때 나타나는 질환이라

215

고 볼 수 있겠습니다.

그런데 만약 비염이 있고 이것이 오랫동안 만성화되어 비강 내가 굉장히 좁아져 있다면 비중격이 휘어있다거나 점막이 부풀어 있다거나 코가 막혀있을 수 있습니다. 이때 코에서부터 들어가는 공기가 목젖과 혀의 밑뿌리, 수면무호흡 시에 막히는 부위를 더욱 쉽게 막히게 하는 요소로 작용할 수 있습니다.

그래서 코골이 혹은 수면무호흡을 가지고 있는 사람이 비염도 가지고 있는 경우가 많고 반대로 만성적인 비염이 있는 경우 코골이 또는 무호흡 증상을 겪게 되는 분들도 많습니다. 따라서 비염뿐만 아니라 비염과 더불어 코골이, 무호흡 증상까지 있다면 그냥 두지 말고 정확하게 진단하고 치료받을 것을 권장해 드립니다.

하지불안증후군과 주기성사지운동증

Q 아주 가끔씩 잠들기 전 몸 떨림이 있고 몸속이 간지러운 느낌이 들 때가 있습니다. 그럴 땐 어떻게 해야 좋을까요? 10~20분 정도 지나면 괜찮아지긴 합니다.

잠들기 전에 종아리, 허벅지, 발 등에 저린 감이 있고 벌레가 기어가는 듯한 느낌이 들어 잠들기 힘든 분들이 있습니다. 그런데 이 증상은 반드시 하지에만 나타나는 것은 아니고, 팔이나 등, 허리, 어깨 등에서 다양하게 나타날 수 있습니다. 그런 경우 주무르거나 움직이면 증상이 나아진다고 하는데 이런 분들 중에는 수면 중 자신의 의지와 무관하게 다리를 주기적으로 움직이는 분들도 있습니다. 이것이 흔한 수면질환인 하지불안증후군과 주기성사지운동증입니다. 잠드는 것을 방해하고 잠의 질을 떨어뜨려 낮 동안 졸음, 피로감을 유발하는데요. 철분이 부족한 경우 발병하기 쉽습니다.

이 증상은 운동억제검사 및 수면다원검사를 통해서 진단할 수 있으며 약물 복용과 철분 보충 등으로 치료할 수 있습니다. 또한 스트레칭, 금주, 금연 등도 증상 조절에 도움이 됩니다.

수 면 중 깨 는 이 유

Q 저는 잠이 안 와서 고민인 사람들과는 달리 잠드는 데는 문제가 없습니다. 그런데 자다 보면 이유 없이 자꾸 깨곤 합니다. 가끔 코를 골 때가 있어 코골이 앱을 켜놓고 잠을 잤는데 앱에 녹음되는 게 없는 걸 보면 심한 건 아닌 것 같습니다. 잠자리에 일찍 들어도 자는 내 내 깊은 잠을 못 자서 낮에 좀비처럼 생활하다 보니 각성제를 처방받았을 정도인데요. 특별한 문제도 없는데 계속 자다 깨는 이유가 뭔지 정말 궁금합니다.

자다가 중간에 깨는 데에는 여러 가지 이유가 있지만 아무 이유 없이 깬다면 불면증을, 그리고 수면 중 다른 이상 소견이 있다면 수면장애를 의심해 보아야 합니다. 주로 중간에 각성을 유발하는 수면장애에는 하지불안증후군, 수면무호흡증, 코골이, 렘수면 행동장애 등이 있습니다. 수면 중 각성으로 수면이 길게 유지되지 못하고 수면의 질을 저하하므로 오랜 시간 잠을 자더라도 수면 부족을 겪을 수 있습니다. 이런 경우 수면장애 진단을 위해 수면다원검사를 받게 되는데요. 여러 센서를 붙이고 하룻밤 동안 잠을 자면서 얼마나 자는지, 얼마나 깊게 자는지, 자는 동안 어떤 증상이 나타나는지 확인하게 됩니다. 이를 바탕으로 의사의 진단을 받고 해당 수면장애 치료를 받게 됩니다.

아이의 수면무호흡증

Q 안녕하세요? 유치원생 아이를 둔 아빠입니다. 저희 아이가 잠버 릇이 심해 고민인데요. 잠을 자고 있는 게 맞나 싶을 때도 있고, 잠버릇 때문에 깊게 못 자서 피곤해 그러는 건지 자나 깨나 입을 벌린 채 멍한 느낌으로 매사 집중을 잘 못합니다. 심한 잠버릇도 나이가 들면 자연스럽게 나아질 수 있는 걸까요?

소아에게도 코골이 수면무호흡증이 있습니다. 특히 편도, 아데노 이드가 큰 경우에 잘 나타납니다. 소아 코골이 수면무호흡은 성장 과 발달에 지연을 가져오고, 또 입을 벌리고 자는 구강호흡을 유발 하기 때문에 얼굴의 발달에도 악영향을 미칩니다. 코를 골면서 자 는 아동은 특히 입을 벌리고 자는지 살펴볼 필요가 있고 또 수면 중에 숨을 멈추는 일이 있는지 부모님이 확인해 볼 필요가 있습니 다. 특히 코골이 수면무호흡이 있고 성장이 또래보다 느리다면 수 면무호흡증의 합병증이 나타나고 있는 것으로 볼 수 있습니다. 이

221

런 경우에는 먼저 편도, 아데노이드 비대에 대해서 진찰을 받아보는 것이 필요합니다. 또 코골이 수면무호흡이 있다면 수면다원검사를 통해서 정확하게 진단받고 치료받으시기 바랍니다.

적정 수면 시간과 과수면증

Q 새벽에 자고 일어나서 잠을 조금밖에 못 잔 날도, 일찍 자서 아침
까지 푹 잔 날도 일어나기가 힘들고 피곤하고 개운하지 않은데
잠자리가 안 좋은 건가요?

여러 나라에서 나온 연구 결과에 따르면 적정 수면 시간으로 일고
여덟 시간 정도 잠을 자는 게 가장 좋다고 합니다. 그런데 여덟 시
간을 잤는데도 졸리다면 수면의 질을 생각해야 합니다. 잠의 질이
좋지 않다는 뜻이기 때문입니다.

이처럼 수면의 질이 떨어지는 문제가 생기는 이유는 대부분 코
골이 수면무호흡증이 원인입니다. 코를 골고 호흡이 곤란해지는
코골이 수면무호흡증이 있는 경우에는 잠을 자더라도 얕은 잠을
자게 됩니다. 그리고 수면 중에도 미세한 수준으로 수백 번씩 깨게
되어 잠을 자도 졸음, 피로감을 느끼게 되는 것입니다. 또 잠을 자

는 중에 나도 모르게 다리를 움직이는 수면질환이 있는데 그런 경우에도 충분한 수면 이후 낮 동안에도 졸음, 피로감을 느낄 수 있습니다.

한편, 야간 수면에는 아무 문제가 없는데 아침에 일어나기도 어렵고, 일어나서도 조금만 지나도 졸음을 느끼면서 그 졸음이 오전, 점심, 오후 심지어 저녁까지 이어진다면 그 역시 수면에 문제가 있는 것입니다. 물론 중간중간 머리가 맑은 시간대가 있더라도 이런 지속적인 졸음이 있는 경우에는 주의를 기울일 필요가 있습니다. 특히 이런 문제가 청소년기부터 시작됐다면 기면증을 포함한 과수면증을 생각해야 합니다. 이처럼 수면을 취했음에도 불구하고 지속적인 졸음을 느낀다면 수면질환이 있을 가능성이 높으니 수면클리닉에서 진료를 꼭 받아보시기 바랍니다.

밤에 자다가 식은땀을 흘리는 이유

 밤에 자면서 땀을 심하게 흘려 베개나 이불까지 적시는 경우가 있는데 왜 그런 걸까요?

밤에 자면서 땀을 흘리는 것은 기분 좋은 일은 아니지만, 그렇다고 심각한 질환이 있다고 단정 지을 수 있는 것도 아닙니다. 단지 방이 너무 더워서, 이불이 너무 두꺼워서일 수도 있는데요. 하지만 이런 이유 때문이 아니라 지속적으로 야간 발한이 있다면 다음 질환들을 생각해 볼 필요가 있습니다.

○ 폐경
폐경했거나 폐경이 가까워 오면 밤에 열감이 있으면서 식은땀을 흘리는 경우가 많습니다.

225

○ 불안

땀을 흘리는 것은 불안장애의 가장 흔하고 대표적인 증상입니다. 불안이 심하면 자율신경계 중 교감신경이 흥분하면서 땀이 납니다.

○ 약물

혈압약이나, 해열제 중에 발한을 촉진시키는 것이 있습니다. 최근 새로 복용하기 시작한 약들 위주로 살펴보시기 바랍니다.

○ 약물 혹은 알코올 남용

중추신경계에 작용하는 약물(마약류)이나 알코올 금단증상으로 땀이 심하게 날 수 있습니다.

○ 당뇨

당뇨병을 앓고 있는 사람 중 야간에 혈당이 떨어지면서 땀이 나는 경우가 있습니다.

○ 수면무호흡증

코골이가 심하지 않은 사람 중에도 잠을 자다가 숨을 멈추는 경우가 있습니다. 숨을 쉬지 못하는 상태가 오래가면 교감신경이 흥분하면서 땀을 흘리게 됩니다.

밤에 땀이 심하게 나서 힘들거나 수면을 방해받는다면 병원을 찾아가 진찰해 볼 필요가 있으며 대개 원인 질환을 치료하면 야간 발한은 조절이 됩니다. 경우에 따라 야간 발한은 암이나 감염처럼 심각한 질환의 전조 증상일 수 있는데, 이때는 야간 발한뿐 아니라 이유를 알 수 없는 열과 체중 감소를 동반합니다.

접촉 사고를 낸 후
수면클리닉을 찾는 이유

 수면클리닉에서 졸음운전도 치료가 가능할까요?

결론부터 말씀드리면 당연히 가능합니다. 실제로 접촉 사고를 낸 후 수면클리닉을 찾는 분들이 많은데 그 이유를 물어보면 대다수가 "더 이상은 안 되겠다는 생각이 들어서"라고 대답합니다. 자세히 물어보면, 평소 심한 졸음으로 운전할 때마다 아슬아슬한 순간이 많았는데 운전 중 졸다가 앞 차를 들이받은 후 졸음을 치료해야겠다는 생각이 들었다고 답변합니다. 이런 경우 기면증을 의심할 수도 있지만, 코골이와 수면 중 무호흡이 있는지 물어보면 대다수의 사람이 그렇다고 대답합니다.

수면무호흡증이 있는 사람은 수면무호흡증이 없는 사람보다 세 배나 더 자주 교통사고를 냅니다. 수면무호흡증 환자 다섯 명 중 한 명꼴로 운전 중 졸아서 사고를 낸 적이 있다고 답하는데요. 그러다 보니 미국에서는 버스, 기차, 전철, 비행기 등 대중교통 수단을 운행하는 사람들에게 수면다원검사를 통해 수면장애 여부를 반드시 판정하도록 법으로 규정해 놓기도 합니다. 졸음운전으로 의한 사고가 음주에 의한 사고보다 더 흔하기 때문입니다.

수면무호흡으로 수면 부족 상태가 되면, 집중해서 운전해야 하는 상황에서도 졸음이 쏟아집니다. 심각한 것은 운전자가 차를 몰고 있는 중에도 미세 수면[11]을 취한다는 점입니다. 그러다 보면 차선을 이탈하기도 하고, 정지 신호를 보지 못하고 교차로를 통과하기도 합니다. 이처럼 위험천만한 상황에서도 운전자는 위험을 알아차리지 못할 수도 있고 심지어 무시할 수도 있습니다.

따라서 수면무호흡증 환자 중 운전을 해야 하는 사람들은 자신과 다른 사람의 안전을 위해서라도 반드시 진단을 받고 적절한 치료를 받아야 합니다.

---

11 짧은 시간 동안 잠에 빠지는 것

작은 소리에도 잠이 깬다면

 자다가 누군가 화장실에 가는 소리만 나도 잘 깨는 편인데 해결이 안 될까요? 안 깨고 푹 자고 싶습니다.

불면증이 있을 경우 작은 소음에도 쉽게 깰 수 있습니다. 한번 깨고 나면 다시 잠들기가 어려울 뿐만 아니라 잠든 상태에서도 각성 상태가 유지되다 보니 수면 중 작은 소음이나 자극에도 민감해지는데요. 작은 소음에도 쉽게 깨고 그로 인한 불편감이 반복된다면 가까운 수면클리닉에 방문해 정확한 진단과 적절한 치료를 받아보시기 바랍니다.

입을 벌리고 자는 이유

 입을 자꾸 벌리고 자는데 이유가 있을까요? 다물고 자도 무의식 중에 여는 것 같아요.

잘 때 입을 벌리고 자는 분들이 있죠. 그런 분들을 꽤 많이 보는데요. 대개 그런 분들이 코도 곱니다. 입을 벌리고 호흡을 거칠게 하면 목구멍에서 조직이 떠는 코골이 소리 같은 것이 들릴 수 있고요. 또 입을 벌리고 자는 분들은 기본적으로 코막힘이 있습니다. 코가 막히니까 코로 호흡하기 힘들어 입을 벌려 호흡을 하게 되고요. 사실 이런 분들이 코골이 수면무호흡증을 많이 갖고 있는데요. 입을 벌리고 자서 입에서 냄새가 나는 문제도 있지만 입을 벌리고 자는 것 자체가 코골이 수면무호흡증의 징후일 수 있습니다. 특히 입을 벌리고 자는 분들 중 윗니와 아랫니의 교합이 맞지 않아서 입이 잘 안 다물어지는 분들도 있는데요. 그런 분들은 옆으로 누워서 자면

침을 흘리기도 합니다. 그래서 입을 벌리고 자는 버릇이 있는 분들, 특히 코골이가 있는 분들은 수면무호흡증일 가능성이 있으므로 수면 검사를 받아보는 게 필요합니다. 그 이후에는 양압기 치료라는 것도 할 수 있고요.

당장 입을 벌리고 자는 것을 해결하고자 할 때는 우선 코막힘을 방지해야 하는데, 이때는 식염수로 코를 세척하는 방법이 좋습니다. 식염수로 코를 세척하는 방법은 인터넷에서 찾아볼 수 있고요. 그런 방식으로 코를 좀 뚫어주는 것도 방법입니다. 특히 코막힘이 심하고 비염이 있다면 가까운 이비인후과를 방문해서 치료를 받기 바랍니다.

2 | 수면에 대한
세상 모든 질문

매일 자다 깨서 화장실에 간다면?

Q 매일 한 번씩 자다가 깨서 화장실을 갑니다. 군 생활 2년 동안 새벽 세 시에 깼어야 했는데 그때 생긴 습관이 계속 이어지는 걸까요? 아니면 단순히 소변에 예민한 걸까요?

보통 잠을 깊게 잘 자는 사람은 자다가 깨서 화장실에 가지 않습니다. 자던 중에 화장실에 가는 사람은 수면에 문제가 있는 사람이라고 할 수 있습니다. 비뇨기과적인 이유를 제외하고 불면증이 있는 환자 중에서 자다가 깨면 꼭 화장실을 간다는 사람들이 있습니다. 잠을 제대로 깊게 자지 못하면 우리 몸은 소변을 농축하지 못합니다. 즉 양이 많고 묽은 소변이 만들어지게 되는데 그러면 방광에 금방 차게 됩니다. 그래서 요의를 느낄 수 있습니다. 불면증 환자들은 잠이 얕고, 자는 중에도 신체 감각이 예민한 상태입니다. 그래서 소변이 찬다는 느낌을 빨리 느낍니다. 이것이 자극이 되어 잠에서 깨기도 합니다.

한편, 자다가 코를 골고 호흡이 불안정해지는 수면무호흡증 환자는 조금 다른 이유로 자다가 깨서 화장실에 갑니다. 수면 중 기도가 막히는 것이 수면무호흡증인데 이 증상이 있는 경우 숨을 들이쉴 때 기도가 들러붙게 됩니다. 그러면 더 세게 숨을 들이마셔서서 막힌 기도를 뚫어보려고 애를 쓰게 되고 그러면 복압이 올라갑니다. 이때 올라간 복압이 방광을 자극하여 요의를 잘 느끼게 되는데요. 그래서 수면무호흡증이 있을 때도 불면증처럼 숙면을 취하지 못합니다.

화장실 문제로 새벽에 깨지 않으려면

 그렇다면 새벽에 깨서 화장실 가는 빈도를 줄이기 위해 자기 전에 최대한 물을 안 마시는 게 도움이 될까요?

잠을 자면 몸의 활동이 멈춰 소변의 양이 적어집니다. 보통 자기 전에 소변을 보면 다음 날 깰 때까지 소변을 보지 않는 게 정상입니다. 그런데 많은 사람이 소변 때문에 잠을 깬다고 합니다. 이는 앞서 말한 것처럼 소변 자체가 문제가 아니라 수면을 방해하는 다른 요소 때문입니다. 중간에 깼을 때 소변의 양이 많다면 몸이 계속 활동했다는 뜻인데, 이는 제대로 잠을 자지 못했다는 의미일 수 있습니다.

자다 깨서 화장실에 간다면 수면의 질이 떨어져 있을 가능성이 많습니다. 즉, 불면증이나 수면무호흡증 같은 수면질환이 있을 수 있고 이 경우에는 수면클리닉의 진료가 필요할 수 있습니다. 만약

237

그런 문제조차도 없는 경우에는 소변을 참는 능력이 떨어졌다고 볼 수 있습니다. 그래서 낮에 화장실을 너무 자주 가지 않으시고 조금 참고 버티는 훈련을 하면 도움이 될 것 같습니다.

코골이가 생기는 이유

 코막힘으로 코골이가 심한데 코막힘을 방지할 방법이 있나요?

코골이는 숨을 들이쉴 때, 특히 연구개와 목젖 부분이 떨려서 소리가 나는 거고요. 기본적으로 기도가 좁을 때 소리가 잘 납니다. 그래서 기도가 붓는 상황, 좁아지는 상황을 피하는 것이 필요합니다. 예를 들어 감기에 걸리거나 술을 마시면 기도 부분이 붓거든요. 그래서 소리가 나기 쉽습니다. 따라서 술을 안 드시거나 감기를 예방하는 것도 필요할 것 같고요. 위식도역류가 있는 경우에도 역류성 식도염, 즉 위산이 역류해 목젖 부분을 자극하면서 목이 붓기도 합니다.

그리고 무엇보다 살이 찌면 이 부분에 지방이 쌓여서 목구멍이 더 좁아집니다. 따라서 코골이를 방지하는 근본적인 방법으로서 비만인 분들은 체중을 줄이는 것이 도움이 됩니다. 또한 코 자체의 문제, 예를 들어 비염이나 코막힘이 있을 때 적극적으로 치료하는 것도 도움이 됩니다. 그 외 똑바로 누워서 잘 때 혀가 기도를 막아서 코골이가 심해지는 경우가 있거든요. 그럴 때는 옆으로 자는 게 도움이 됩니다.

꿈을 덜 꿀 수 있을까?

 꿈을 너무 자주 꾸고 일어나면 잠을 잔 것 같지 않은데 꿈을 덜
꿀 수 있는 방법은 없을까요?

최근 들어 꿈이 많아졌다고 하는 분들은 수면장애가 생겼을 가능
성이 높습니다. 어떤 이유로 잠이 방해받고 그로 인해 자주 깨기 때
문에 꿈을 더 잘 기억하게 되는 것인데요. 대개 수면무호흡증, 주기
성사지운동증 등과 같이 수면 유지를 방해하는 질환이 있으면 본
인은 거의 기억하지 못하지만 자주 깨게 되고 꿈도 더 잘 기억하게
됩니다.

또한 꿈을 꾸는 렘수면의 비율이 늘어나는 경우에도 그만큼 꿈
을 더 자주 기억하게 됩니다. 특히 우울증이 있는 경우나 혹은 술을
마신 날 새벽에는 렘수면이 더 많이 나타나고 꿈을 더 잘 기억하게
되는데요. 정상적인 수면을 취하는 사람은 전체 수면 시간의 4분

의 1, 즉 여덟 시간을 잔다고 하면 두 시간을 꿈을 꾸는 렘수면을 경험합니다. 하지만 아침에 일어나서는 꿈 내용을 기억하지 못하는 경우가 많습니다. 그러면 그날은 꿈을 꾸지 않았다고 믿는데요. 물론 아주 드물게 렘수면이 전혀 없는 경우도 있습니다. 그러나 정도의 차이는 있을 뿐 절대다수는 렘수면을 경험하며 단지 기억하지 못할 뿐입니다. 자연 상태에서 꿈을 전혀 꾸지 않을 수는 없습니다.

피곤한데도 잠을 자지 못하는 이유

Q 심할 때는 잠드는 주기가 이틀인 경우도 있는데 아무리 자려고 해도 잠이 오지 않습니다. 억지로 잠자려는 시간이 아까워 가끔씩 다른 일을 할 때도 있는데요. 일부러 몸을 피곤하게 만들어도 효과가 없는데 조언을 얻고 싶습니다.

우리 몸은 신체 구조상 잠을 자는 시간이 부족할수록, 또한 피로도가 쌓여갈수록 잠을 자려는 욕구가 커지게 되어있습니다. 하지만 이처럼 잠을 자게 하는 기능 외에도 24시간을 주기로 하는 생체시계가 있는데요. 이것을 다른 말로 일주기 리듬이라고 합니다. 이 일주기 리듬이 흐트러진 상태에서는 아무리 몸의 피로도가 높더라도 잠이 오지 않고 설사 잠이 들더라도 깊게 자지 못하는 경우가 발생할 수 있습니다.

또한, 몸이 피곤하고 잠이 부족한 상태라도 그 이상으로 우리 몸의 균형 상태를 관장하는 교감신경계가 항진되어 있는 경우에도 잠을 못 잘 수 있습니다. 스트레스 호르몬 상태가 굉장히 높은 상태에서는 매우 피곤하거나 잠을 자지 못한 상황에서도 잠이 오지 않을 수 있습니다. 문제는 이런 상태가 지속되는 경우 그 자체가 또 다른 악순환을 만들어 잠을 못 자는 것에 대한 피로도를 높인다는 것입니다. 즉, 피곤한 상태 자체가 오히려 우리 몸의 균형 상태를 깨뜨려 지속적인 악순환이 시작될 수 있습니다. 만약 이런 상태에 있다면, 현재 수면 상태에 대해서 정확한 평가를 받고 악순환을 벗어날 수 있는 적절한 치료를 받기 바랍니다.

이갈이, 고칠 수 있을까?

 요즘 잠을 잘 때 이를 갈면서 자는 버릇이 생겼습니다. 어떻게 해야 좋을까요?

이갈이가 있으면 소음 때문에 주변 사람의 수면을 방해할 수 있습니다. 또 이갈이 때문에 치아가 빨리 닳게 되고, 치통, 턱 주위의 통증, 두통 역시 나타날 수 있습니다. 이갈이는 아래, 위 치아들이 수평 방향으로 움직이면서 마찰을 일으키는 것인데, 치아는 구조상 수직 방향의 힘에는 강하지만 수평 방향의 힘에는 매우 약하므로 손상이 심합니다.

이갈이는 대개 특별한 신체적 문제가 없는 아동이나 성인에게서 나타나는데, 심리적인 요인으로 인한 불안 및 스트레스와 밀접한 관련이 있습니다. 따라서 스트레스를 받는 요인을 찾아서 제거하거나 줄이려는 노력이 필요합니다. 또한 이갈이가 있는 사람은 치

아 손상을 막기 위해, 치과에서 치아보호기구(mouth guard)를 제작
해서 착용하고 자기도 합니다.

다이어트와 수면

Q 요새 다이어트를 하고 있는데 식사량은 줄어들고 활동량은 늘어나서 그런지 평소에 자주 피로하고 잠도 잘 자지 못하는 것 같아요. 예민해져서 그런지 아침잠도 없어져 수면 시간도 줄었는데, 혹시 잠을 덜 자면 다이어트에도 악영향이 갈까요?

잠이 부족한 상태에서는 다이어트를 해도 실패로 끝날 확률이 높습니다. '포만감 호르몬'이라 불리는 렙틴과 허기를 불러일으키는 그렐린이 균형을 이뤄야 정상 체중을 유지할 수 있는데, 잠을 제대로 못 잘 경우 호르몬 교란으로 가장 먼저 이 '균형'이 깨지기 때문입니다. 배고픔을 빨리 느끼고 식욕이 늘어나는 것은 기본이며 뇌의 충동 조절 능력마저 저하돼 나도 모르게 자제력을 잃고 음식을 먹는다거나, 먹어도 좀처럼 포만감을 느끼지 못하는 일이 빈번해져 오히려 몸무게가 더 늘어날 수 있습니다. 성공적인 다이어트를 위해서는 충분한 수면을 취하도록 노력해야할 필요가 있습니다.

춘곤증을 극복하는 방법

 날씨가 따뜻해지니까 자꾸 나른하고 졸리네요. 춘곤증을 이겨내는 좋은 방법이 있을까요?

꽃샘추위도 잠잠해지고 어느새 완연한 봄기운이 넘실댑니다. 꽃구경의 설렘과 따사로운 햇볕에 들뜬 기분도 잠시, 봄만 되면 춘곤증 때문에 나른함을 호소하는 분들이 많습니다. 의학적 용어도 아닐 뿐더러 영어에는 존재하지도 않는 단어인 '춘곤증'은 사계절이 뚜렷한 우리나라에서만 통용되는 개념이라고 하는데요. 정확한 원인을 알 수 없는 이 춘곤증 대해 설명드리겠습니다.

○ '새 출발'에 대한 스트레스

봄은 졸업과 입학, 새 학기와 취업 등 일상생활에 큰 변화와 목표가 생기는 계절입니다. 이렇게 새로운 환경에 적응하고 새로운 일을 시작한다는 것 자체에서 오는 스트레스 때문에 봄에 더 피로해지면서 춘곤증을 느낄 수 있습니다.

○ 부족한 비타민

봄이 되면 신진대사가 활발해지면서 비타민뿐 아니라 무기질 등 다양한 영양소의 필요량이 증가하게 되는데요. 이때 비타민C 등의 영양소가 부족하게 되면 피로를 더 쉽게 느끼게 되고 이것은 춘곤증의 원인이 될 수 있습니다. 따라서 봄이 되면 신선한 채소, 과일 등을 섭취해 영양의 균형을 맞춰줄 필요가 있습니다.

○ 길어진 낮, 늘어난 활동량

겨울에서 봄으로 넘어가고 춘분이 지나면서 해는 점점 길어지게 됩니다. 같은 시간에 잠이 들더라도 봄이 되면 창을 통해 이른 아침부터 햇살이 들어오게 되고 해가 빨리 뜨는 만큼 잠에서 더 빨리 깨게 됩니다. 또한 따뜻한 날씨와 길어진 해로 인해 낮과 저녁 시간의 활동량이 자연스럽게 증가하는데요. 부족한 잠과 늘어난 활동량 때문에 낮 동안 더 많은 피로와 졸음을 느끼게 될 수 있습니다. 이렇듯 잠이 부족해지기 쉬운 봄일수록 낮잠 등을 통해 적당히 피로를 해소해 주는 것이 좋습니다.

활기차게 시작한 봄, 나른하게 축 처져만 있기엔 너무 아쉽겠죠? 춘곤증 없이 상쾌한 하루를 위해, 충분한 수면으로 피로를 예방하고 스트레스 관리와 더불어 비타민이 풍부한 음식들을 챙겨 먹으며 즐거운 봄날을 만끽해 보세요.

숙면을 위한 수면 위생법

Q 자기 전에 핸드폰을 최대한 안 보려고 하고, 불도 다 끄고 최대한 조용한 환경에서 자려고 하는데 꼭 새벽마다 한두 번씩은 깨더라고요. 잠에서 깨지 않고 숙면하기 위한 방법이 있을까요? 수면에 방해되는 환경도 알고 싶습니다.

수면 중 중간에 깨서 다시 잠들지 못하는 일이 잦다면 불면증을 의심해 봐야 합니다. 해당 증상이 지속된다면 전문가를 통한 진단과 치료를 받아야 하며, 숙면을 위한 규칙적인 생활 습관인 '수면 위생법'을 지키는 것도 도움이 됩니다. 다음으로 설명하는 '숙면을 위한 수면 위생법'을 따라 해보며 깊은 잠을 잘 수 있도록 노력해 보시길 바랍니다.

숙면을 위한 수면 위생법

① 낮잠 자지 않기

② 정해진 시간에 잠들고 일어나기

③ 운동은 낮에 하고 취침 서너 시간 전에는 휴식하기

④ 늦은 오후에 알코올, 카페인, 니코틴 섭취 피하기

⑤ 자려고 누웠는데 잠이 오지 않으면 자리에서 벗어나기

⑥ 자기 전에 핸드폰 보지 않기

⑦ 수면을 유도하는 행동 습관화하기

잠에서 깼을 때 다시 잠드는 법

Q 워낙 늦게 자서 도중에 깨는 일은 잘 없었는데 요즘엔 자다가 한 두 번, 많게는 서너 번씩 깨네요. 이유는 덥거나 추워서, 화장실 가느라, 어딘가 이상 증세가 느껴져서 등등 복합적인데 그러다가 말다 해서 병원을 가야 하는지도 모르겠습니다. 잠에서 깼을 때 다시 잠들 려면 어떻게 해야 할까요?

근래 들어 여러 가지 이유로 수면 중 깨는 증상이 자주 발생하셨 군요. 그렇다면 아래로 소개해드리는 '잠에서 깼을 때 다시 잠드는 법'을 따라 해보시길 바랍니다. 이러한 노력에도 뒤척이는 날이 지 속된다면 가까운 수면클리닉을 방문해 수면질환이 있는 건 아닌지 수면다원검사를 받아보시기 바랍니다.

○ 근육 이완

숨을 들이쉴 때 근육을 수축하고 내쉴 때 이완하는 과정을 발에서부터 얼굴까지 차례대로 반복하면 몸의 긴장이 풀어져 다시 잠드는 데 도움이 됩니다.

○ **명상**

가장 편안한 자세를 취한 뒤 심호흡을 하며 횡격막의 수축과 이완을 느껴보시기 바랍니다. 그리고 행복한 상상을 통해 몸과 마음을 편안하게 만들면 보다 쉽게 다시 잠들 수 있습니다.

식물이 수면에 미치는 영향

 집에 식물이 많은 환경이면 잠을 좀 더 상쾌하게 잘 수 있는 효과가 있나요?

침실에 식물을 두면 공기 정화 효과가 있어 숙면에 도움이 될 수 있습니다. 싱그러운 녹색 식물들은 인테리어 효과뿐 아니라 행복 호르몬이라고 불리는 세로토닌의 분비를 촉진시키며 불안과 우울을 덜어주고 정서적인 안정감을 줄 수 있습니다. 그러나 향이 너무 강하거나 꽃이 피는 식물은 침대 바로 옆에 두면 오히려 두통이 생기거나 수면에 방해가 될 수 있으므로 주의가 필요합니다.

수면 사이클

Q 조카에게 들은 얘기인데 사람은 숙면을 취할 수 있는 수면 사이 클이 있다고 하네요. 그 사이클에 맞춰서 일어나면 개운하게 일 어나고, 사이클 주기와 맞지 않게 깊은 수면 단계에 들어가 있을 때 일 어나면 피곤하다는데 진짜인가요?

사람마다 수면 사이클은 다르지만 대체로 사람은 네 시간 반, 여 섯 시간, 일곱 시간 반, 아홉 시간 정도 자고 나면 개운함을 느낍니 다. 이것을 분으로 환산하면 270분, 360분 등 90분의 배수라는 공 통점이 있는데요. 이는 수면의 1주기가 보통 90분으로 이루어지기 때문입니다.

우리 뇌는 수면 중 90분의 주기가 끝날 때쯤 리듬상 얕은 잠을 자게 됩니다. 따라서 깊은 잠을 잘 때보다 얕은 잠에서 잠을 깨웠을 때 더 개운하게 깰 수 있습니다. 수면의 질을 높이고 싶다면 규칙적으로 자고 일어나는 습관을 통해 자신만의 수면 패턴을 유지해 보기 바랍니다.

자다가 놀라면서 깬다면?

 자다가 자꾸 깜짝깜짝 놀라면서 깨게 되는데 왜 그런 걸까요?

수면놀람증 또는 수면근대성경련 증상으로 보입니다. 이러한 증상은 잠에 막 들기 시작할 때 매우 얕은 수면 단계에서 발생하곤 하는데요. 완전히 잠들지 못한 상태에서 운동신경이 제어되지 않은 근육이 수축하면서 생깁니다. 낮 동안 다량의 카페인 섭취, 잠들기 전 과도한 근력운동, 스트레스와 불안 등 심리적 요인도 원인일 수 있습니다. 이 같은 증상이 반복되어 수면의 질이 낮아지고 피로감과 더불어 일상생활에 불편을 느낀다면 병원을 방문해 정확한 진단과 치료를 받아보시길 바랍니다.

자다가 기침을 하는 이유

 잘 때 기침을 많이 하는 것 같아요. 자고 일어나면 목이 칼칼하고 아픈데, 기침을 적게 하면서 푹 잘 수 있는 방법이 있을까요?

자다가 기침을 하는 데는 두 가지 원인이 있는데요. 첫째, 위식도역류가 있는 경우 위산이 식도를 타고 목구멍까지 올라와 위산에 포함된 강한 산성 성분이 목을 자극해 기침을 하게 됩니다. 둘째, 비염 혹은 코골이 수면무호흡증이 있는 경우 코막힘으로 인해 입을 벌리고 자게 되는데 그 결과 입과 목이 건조해져 기침을 하게 됩니다. 이와 같은 증상을 겪고 있다면 위식도역류는 내과, 비염은 이비인후과에서 진료를 받으시고 만약 코골이 수면무호흡증이 의심된다면 수면클리닉에서 진료를 받아보시기 바랍니다.

아침에 개운하게 일어나려면

Q 잠을 일찍 자는데도 아침에 일어나는 것이 너무 힘겹습니다. 눈을 떠도 침대에서 벗어나기까지 두 시간가량 걸리는데 어떻게 해야 개운하게 일어날 수 있을까요?

아침에 쉽게 일어나지 못하는 이유에는 크게 세 가지가 있습니다. 첫째, 수면의 질 자체가 떨어져 있어 긴 시간 동안 잠을 자더라도 피로가 풀리지 않는 경우, 둘째, 기면증을 포함한 과다수면증이 있는 경우, 셋째 수면 리듬이 흐트러져 있어 잠드는 시간대가 뒤로 밀리며 늦게 잠을 자는 경우입니다.

이 같은 원인들로 인해 불편감이 지속된다면 평소 수면 위생 습관을 지키면서 수면 리듬을 바로잡으려고 노력해야 합니다. 개인적인 노력에도 증상이 개선되지 않는다면 수면다원검사와 인지행동치료 등 적절한 검사와 치료를 받아보시길 바랍니다.

여름철 숙면하는 방법

Q 날이 더울 때는 숙면하기가 더 어려운 것 같아요. 매년 여름만 돌아오면 잠을 잘 못 자는 것 같습니다. 에어컨을 틀면 잠깐은 너무 좋다가 또 추워서 끄게 되고요. 선풍기는 괜찮은데 에어컨은 머리가 아픕니다. 겨울에는 보일러도 틀고 온수 매트도 쓰고 있어서 아침에 일어나면 푹 잔 것 같은데 여름철에는 땀을 흘리면서 덥게 자다 보니, 유독 오후가 되면 피곤해집니다. 어떻게 하면 여름철에도 숙면할 수 있을까요?

열대야에도 숙면을 취하기 위해서는 에어컨과 선풍기를 이용해 공기를 순환시키고 침실 온도를 22~24°C 정도로 유지해 체내에서 발생하는 열을 낮춰주는 것이 좋습니다. 또한 습도는 40% 내외로 낮춰 쾌적한 환경을 만들어 주면 숙면에 도움이 됩니다. 여름철 침구에 번식하기 쉬운 집먼지진드기는 알레르기를 유발할 수 있으므로 침구류는 땀 흡수가 잘 되는 천연 섬유 소재를 선택하고, 습도가

높은 날엔 강한 햇빛에 침구를 말려 소독하는 등 청결한 수면 환경
을 만들어 주시기 바랍니다.

수 면 유 도 성 분 이 풍 부 한 음 식 물

 잠이 잘 오게 해주는 음식에는 어떤 것들이 있을까요?

수면 유도 성분인 트립토판이 풍부한 음식으로는 치즈, 우유 등의 유제품, 콩 및 두유, 두부 등이 있습니다. 또한 해산물과 가금류, 현미, 쌀, 계란, 해바라기 종자유, 참기름 등에도 트립토판이 풍부하게 함유되어 있습니다.

잠자기 전 간단하게 먹기 좋은 음식

 수면을 방해하지 않으면서도 허기를 채워줄 수 있는 음식에는 어떤 것들이 있을까요?

고탄수화물과 칼슘을 함유하고 있으며 소량의 단백질을 섭취할 수 있는 음식이 잠자기 전 간단하게 먹기 가장 좋습니다. 가령 아이스크림과 우유에 현미 시리얼을 타서 먹는다거나 두부와 헤이즐넛, 오트밀, 건포도, 우유 한 잔, 땅콩버터 샌드위치, 참깨 등을 먹는 것도 괜찮습니다. 이들 음식이 흡수되어 뇌에 도달하기까지는 한 시간 정도가 걸리므로 섭취 후 다른 일을 하면서 시간을 보내면 됩니다.

좋은 수면 자세란?

Q 만세 자세로 자면 어깨에 안 좋다는데 무의식중에 자꾸 하게 되네요. 어떻게 하면 고칠 수 있을까요?

만세 자세로 잠을 자는 게 편한 분들은 목 뒤쪽 근육이 경직되어 있을 확률이 높습니다. 그런 상태에서 팔을 올리고 자면 오히려 목 근육이 더 경직되어 수면의 질이 저하될 수 있습니다. 따라서 취침 전 가벼운 스트레칭으로 목과 어깨 근육을 이완시킨 뒤 팔을 내린 상태로 편안하게 잠을 청하시기 바랍니다.

규칙적인 식사가 불면증에 좋은 이유

 규칙적으로 식사를 하는 것이 불면증에 도움이 많이 될까요?

어떤 질환을 갖고 있든 규칙적인 생활을 하는 것은 매우 중요합니다. 어찌 보면 지극히 당연한 말인데요. 우리 몸은 나름의 생체 리듬을 가지고 있고 그에 따라 움직입니다. 사실 리듬 없이 일한다는 것이 오히려 더 이상하게 보일 것입니다.

우리 몸의 리듬에 영향을 주는 요소에는 몇 가지가 있는데요. 그중 하나가 햇빛입니다. 밝은 빛에 노출되면 우리 몸의 생체시계는 다시 맞춰집니다. 식사 리듬 역시 생체시계에 영향을 주는데요. 몸속에 음식물이 들어오면 우리 몸은 그에 반응해야 합니다. 물 한 잔을 마시더라도 우리 몸속에는 변화가 생기기 시작합니다.

식사 리듬 중 아침 식사 시점이 특히 중요한데 영어로 아침은 breakfast(break+fast, break: 중단하다, fast: 금식), 즉 밤 동안의 '금식'

을 깬다는 의미를 가집니다. 아침 식사를 하고 나면 그때부터 밤 동안 쉬고 있던 우리 몸의 소화기관이 움직이기 시작한다는 뜻이죠. 소화효소가 분비되고 혈당이 올라가면서 뇌에 충분한 에너지가 공급됩니다. 따라서 아침 식사 후에야 우리 뇌도 하루를 시작할 준비를 마치게 됩니다. 즉, 뇌의 활성이 높아지고 활동량이 늘어나면서 진정한 의미에서 낮이 시작되는 것입니다.

또한 저녁 식사를 언제 하느냐에 따라 우리 몸이 쉬는 시점이 결정됩니다. 식사 후 적어도 두 시간 동안 우리의 소화기관은 활발하게 움직여야 합니다. 소화액을 분비하고 양분을 흡수하여 간과 근육으로 실어 나르느라 무척 바쁠 것입니다. 그래서 잠들기 한 시간 전에 식사를 마쳤다면 편안한 잠을 기대하기는 힘듭니다. 잠을 자야 하는 뇌의 입장에서는 옆방에서 방아를 찧고 물건을 나르고 있는 셈이기 때문입니다. 따라서 규칙적인 식사는 우리 몸의 생체 리듬을 정상적으로 유지하게 하고 당연히 불면증에도 도움이 됩니다. 어떤 병이든 기본을 지키지 않는 데서 시작됩니다. 기본을 확립하면 병도 해결되는 법입니다.

수 면 안 대 사 용 법

 수면 안대를 쓸 때 눈물 약을 한 번 넣고 쓰는 것이 좋을까요?

불면증이 있으면 평소에 눈이 뻑뻑한 느낌이 들 수 있습니다. 이 경우엔 눈물 약을 사용하는 것이 도움이 됩니다. 하지만 수면에 문제가 없다면 수면 안대 착용 시 꼭 눈물 약을 사용할 필요는 없습니다. 숙면 중엔 눈꺼풀이 안구를 충분히 덮어주고, 안구를 덮고 있는 눈꺼풀에서는 수분과 유분 등 좋은 분비물 나와 각막을 이불처럼 감싸주기 때문입니다. 이때 손상된 각막 외피 등이 복구되면서 안구 건조 개선에도 도움이 됩니다. 따라서 눈물 약은 눈에 윤활 작용이 필요할 때 상황에 따라 적절히 사용하시기 바랍니다.

알람 시간보다 일찍 잠이 깨는 이유

Q 평일에 자꾸 알람을 맞춰놓은 시간보다 일찍 깨서 다시 잠이 안 드네요. 알람 시간까지 조금 더 자고 싶은데 잠을 못 자니 낮에 꾸벅꾸벅 졸게 됩니다.

자다가 이른 새벽에 깨고 다시 잠들지 못하는 것을 조기 각성이라고 하는데요. 뇌신경 노화나 스트레스로 인한 만성 불면증이 있을 때 나타날 수 있습니다. 조기 각성이 있을 경우 잠의 연속성이 끊어지고 성인 평균 수면 시간보다 적게 자게 되면서 다양한 문제가 생길 수 있습니다. 따라서 이런 문제가 반복된다면 수면다원검사를 통해 정확한 원인을 찾아 치료를 받으시기 바랍니다.

피곤한데도 잠이 오지 않는 경우 대처법

Q 일찍 출근해야 하는데 자꾸 새벽 한 시가 넘어서 자게 돼요. 아침에 너무 피곤한데도 집에 가서 자려고 하면 한 시까지 잠이 안 오네요. 해결 방법이 있을까요?

자고 일어나는 시간이 불규칙하면 수면의 질은 더 저하됩니다. 따라서 늦은 시간 잠자리에 들더라도 가능한 한 정해진 시간에 일어나 신체 리듬을 규칙적으로 만드시기 바랍니다. 또한 숙면을 위해 이른 저녁 가벼운 운동으로 체온을 올렸다가 떨어뜨려주고 취침 두 시간 전에는 스마트폰, TV, 컴퓨터 등 전자 기기 사용을 자제하시기 바랍니다.

많이 잘수록 피곤하다면

Q 평상시보다 많이 자고 일어났는데 오히려 몸이 뻐근해요. 잠을 안 잔 것보다 더 피곤해지고 그다음 날까지 영향을 주는데 혹시 해결 방법이 있을까요?

긴 시간 잠을 자도 피곤하다면 수면질환이 있을 확률이 높습니다. 수면질환이 있으면 잠을 많이 자도 피로를 느낄 수 있습니다. 여섯에서 일곱 시간 정도 충분히 잠을 잤는데도 낮에 심한 졸음이 몰려오는 증상이 3주 이상 지속된다면 각성 유도 물질 분비 저하로 발생하는 기면증을 의심해 볼 수 있습니다. 따라서 숙면을 통해 삶의 질이 높아질 수 있도록 수면 질환 전문의사에게 정확한 진단과 치료를 받으시기 바랍니다.

부족한 수면 시간,
낮잠으로 채워도 될까?

Q 정말 졸린데 희한하게 눈을 감아도 잠은 안 듭니다. 주변 환경이 시끄러워서 그런 걸까요? 조금이라도 잠을 보충하고 싶은데 잠 깐 틈이 났을 때 쪽잠을 자도 괜찮을까요?

입면이 힘든 불면 증상으로 보입니다. 긴장, 잘못된 수면 습관, 잘못된 수면 환경 자극 등이 원인일 수 있습니다. 이런 경우 수면 위생을 지키는 것이 입면에 도움이 되는데 밤에 충분한 수면을 취하지 못했다면 짧은 낮잠으로 부족한 잠을 보충할 수 있습니다. 특히 피로가 쌓이고 일의 능률이 떨어질 때 15분 내외의 낮잠은 '유쾌한 사치, 짧은 휴가'라고 부를 정도도 피로 해소에 좋습니다.

잠 못 드는 괴로움에서 벗어나고 싶은 당신에게

어느 날 70세가 넘은 노인분이 불면증으로 내원하셨습니다. 10년 이상 불면증으로 고생하셨다는 어르신께 그동안 복용한 약을 물어보고 어떤 치료를 받았는지 알아보는 중에 뇌를 자극해서 불면증을 치료하는 기계를 샀다가 환불받느라 애를 먹었다는 이야기를 들었습니다.

대다수의 불면증 환자들은 잠이 오지 않을 때 머리가 복잡해지는 것을 느낍니다. 시간이 지날수록 잠이 들기는커녕, 머릿속은 더 복잡해지는데 그러다 보면 머릿속, 즉 뇌에 어떤 문제가 있을 거라는 생각을 합니다. 그래서 MRI 같은 검사를 받아보시고 오는 분들도 있습니다.

뇌에 어떤 문제가 있어 잠을 잘 자지 못하는 거라고 생각하는 분들에게는 '불면증을 치료하는 기계'라는 것이 효과적으로 보일 수 있습니다. 그러나 그러한 기계들에 대한 연구는 거의 없고, 있더라도 학술적인 근거가 매우 부족합니다.

매년 열리는 미국수면학회와 2, 3년에 한 번씩 열리는 국제 수면학회들을 참석해 불면증 치료의 최신 연구 결과를 섭렵한 저도 단한 번도 그런 치료가 객관적인 효과를 보였다는 내용을 접해본 적이 없습니다. 물론 국내외 저명한 수면의학자들도 모두 같은 생각입니다.

그럼에도 이런 기기가 불면증에 큰 효과가 있는 것처럼 광고되고 판매되는 것은 무척 안타까운 일입니다. 본문에서도 여러 번 언급했지만 현재까지 효과가 검증된 비약물적인 불면증 치료법은 불면증 인지행동치료법이 유일합니다.

앞에서 다룬 대로 인지행동치료는 잠에 대한 잘못된 생각과 잠을 방해하는 안 좋은 행동을 바로잡아 잠드는 힘을 되찾는 불면증 표준 치료입니다. 의학적으로 불면증 치료를 필요로 하는 사람들 중에는 수면 습관이 잘못 들어서 잠을 잘 자지 못하는 분들이 꽤 있기 때문에 숙면을 위한 습관을 기르고 그것을 유지하는 것이 중요합니다.

에필로그 ─ 잠 못 드는 괴로움에서 벗어나고 싶은 당신에게 하지만 잠에 대한 잘못된 인식과 검증되지 않은 해결 방법이 미디어를 통해 광범위하게 퍼지면서 무언가를 먹거나 자극을 주는 방식으로 비교적 손쉽게 불면증을 해결하려는 사람들이 많은 것이 현실입니다.

수면클리닉에는 여러 병원을 전전하면서 다양한 검사와 치료를 받은 뒤 내원하는 분들이 많습니다. 그분들의 이야기를 듣다 보면 제대로 된 불면증 치료를 받아본 경험이 거의 없다는 것을 알게 됩니다. 사실 인터넷 검색만 해도 너무나 많은 병원과 한의원을 비롯해 건강기능식품 판매처, 의료기 판매업자에 대한 정보가 쏟아지니 제대로 된 치료를 하는 곳을 찾는 것이 쉬운 일은 아닐 것입니다.

하지만 제대로 된 치료를 받기 위해서는 환자 스스로 여러 가지 치료법을 비교해 보고 판단하는 것도 필요합니다. 불면증을 포함한 여러 질환으로 가장 크게 힘든 사람은 환자 자신이며 누구나 자신에게 가장 필요한, 안전하고 효과적인 치료를 원하기 때문입니다. 이 책을 읽는 독자분들 중 불면증으로 힘들어하는 분이 있다면 인지행동치료로 수면의 질과 삶의 질을 함께 높이시길 바랍니다.

신홍범